10分钟中医保健家庭疗法系列丛书

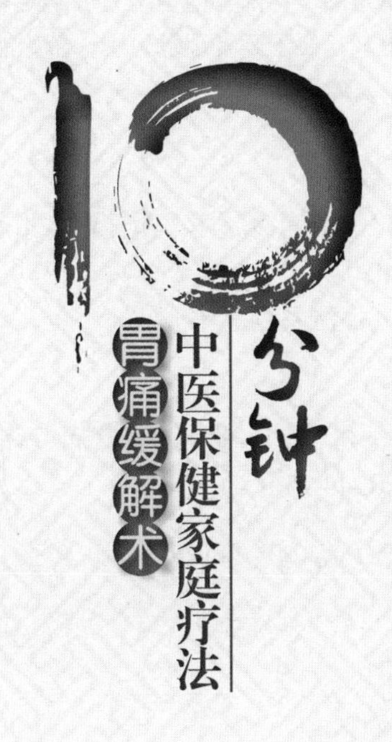

胃痛缓解术

主　编　郭长青　张慧方

编　委　郭长青　张慧方　刘乃刚
　　　　杨淑娟　韩森宁　曹榕娟
　　　　金　燕　钟鼎文

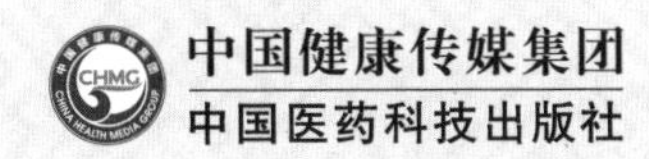
中国健康传媒集团
中国医药科技出版社

内容提要

本书是《10分钟中医保健家庭疗法系列丛书》之一。胃痛作为消化系统的常见病症，也是现代社会的常见病症之一。全书共分为四章，分别介绍了胃痛概述、胃痛常用缓解术、常见胃痛病症缓解术和胃痛辨证治疗缓解术等内容，附录部分则附有精美的足底反射区示意图。各部分内容均力求简便易懂，高效实用，并配以精美的插图，以求形象直观，便于读者理解运用，希望能给大众日常保健治疗提供指导，帮助胃痛人群缓解病痛。

图书在版编目（CIP）数据

10分钟中医保健家庭疗法胃痛缓解术 / 郭长青，张慧方主编 .— 北京：中国医药科技出版社，2020.4

（10分钟中医保健家庭疗法系列丛书）

ISBN 978-7-5214-1607-7

Ⅰ.①1… Ⅱ.①郭… ②张… Ⅲ.①胃脘痛—针灸疗法 ②胃脘痛—推拿 Ⅳ.①R246.1 ②R244.15

中国版本图书馆CIP数据核字（2020）第026528号

美术编辑 陈君杞
版式设计 锋尚设计

出版 **中国健康传媒集团 | 中国医药科技出版社**
地址 北京市海淀区文慧园北路甲22号
邮编 100082
电话 发行：010-62227427 邮购：010-62236938
网址 www.cmstp.com
规格 710×1000mm $^1/_{16}$
印张 $13^1/_2$
字数 175千字
版次 2020年4月第1版
印次 2020年4月第1次印刷
印刷 三河市万龙印装有限公司
经销 全国各地新华书店
书号 ISBN 978-7-5214-1607-7
定价 48.00元

获取新书信息、投稿、为图书纠错，请扫码联系我们。

总前言

随着社会的日益进步和人们工作生活节奏的加快，人们的生活状态和疾病谱发生了很大变化。社会生产力的提高使人们的物质生活得到了极大满足，同时紧张的生活节奏和工作习惯也使人们产生一系列健康问题，比如慢性疲劳、头痛、腰痛、胃痛等。为了帮助现代人使用最少的时间科学合理地解决这些问题，我们特别组织有关专家编写了这套《10分钟中医保健家庭疗法系列丛书》。

本套丛书共6本，包括《10分钟中医保健家庭疗法美容术》《10分钟中医保健家庭疗法健脑术》《10分钟中医保健家庭疗法疲劳消除术》《10分钟中医保健家庭疗法头痛缓解术》《10分钟中医保健家庭疗法腰腿痛缓解术》《10分钟中医保健家庭疗法胃痛缓解术》。为了增强此套书的可读性、实用性，我们尽可能做到文字通俗易懂，方法简便实用，内容充实全面，希望对广大读者有所裨益。

郭长青

2019年10月

编写说明

胃痛作为消化系统的常见病症，也是现代社会的常见病症之一。

中医药学是我国的瑰宝，中医学对胃痛的治疗有丰富的经验，积累了许多简、便、廉、验的治疗方法，我们组织有关专家整理收集一些简单实用、操作简便且疗效较好的胃痛治疗方法奉献给大家，希望能给大家的日常保健治疗提供指导和帮助。

本书是《10分钟中医保健家庭疗法系列丛书》之一，全书共分为四章，分别介绍了胃痛概述、胃痛常用缓解术、常见胃痛病症缓解术和胃痛辨证治疗等内容，附录部分则附有精美的足底反射区示意图。各部分内容均力求简便易懂，高效实用，并配以精美的插图，以求形象直观，便于读者理解运用。

郭长青

2019年10月

目 录

Contents

第一章 胃痛概述 001

Chapter {1}

一、胃痛的病因 … 002

二、胃痛的鉴别要点 … 002

第二章 胃痛常用缓解术 005

Chapter {2}

一、自我按摩法 … 006

二、推拿疗法 … 008

三、足部按摩疗法 … 014

四、灸法 … 020

五、拔罐疗法 … 023

六、耳穴按压疗法 … 026

七、指针疗法 … 030

八、皮肤针疗法 … 033

九、橡胶锤疗法 … 034

第三章 常见胃痛病症的10分钟缓解术 037

Chapter { 3 }

一、急性胃炎 … 038
二、慢性浅表性胃炎 … 049
三、慢性萎缩性胃炎 … 064
四、胃下垂 … 076
五、胃、十二指肠溃疡 … 089
六、胃黏膜脱垂 … 102
七、胃痉挛 … 107
八、胃肠功能紊乱 … 112
九、消化不良 … 125
十、急性胃肠炎 … 137
十一、胆囊炎、胆石症 … 149
十二、胆绞痛 … 161
十三、慢性胰腺炎 … 167
十四、慢性肝炎 … 172
十五、心绞痛 … 182

第四章 胃痛辨证治疗的10分钟缓解术 193

Chapter { 4 }

一、寒邪犯胃证 … 194
二、肝气犯胃型胃痛 … 197
三、食滞胃脘型胃痛 … 200
四、脾胃虚寒型的胃痛 … 202

附　录

Appendix 足底反射区示意图 … 208

Chapter

{ 1 }

第一章

胃痛概述

胃痛，是临床常见的症状之一，由于疼痛主要表现在上腹心窝处及其邻近部位，故又有“胃心痛”之称。

中医学中所说的“心腹痛”“胃心痛”等均指西医学的“剑突下”、上腹部，俗称“心窝部”。与胃脘疼痛有关的疾病很多，主要包括胃病、肝胆病、胰腺病，此外心绞痛也有表现为胃痛的。以下简述与本书有关的胃痛的发病原因及各病鉴别要点。

一、胃痛的病因

1 六淫所伤 胃痛发于各种季节，急性胃病则容易或常发于秋冬与冬春这种气候经常出现骤然转变的季节，尤其是寒邪、湿邪与暑热之邪易侵犯人体，致使胃中气机阻滞不通，而发生胃痛。

2 情志失调 精神因素与胃痛发生有着密切的关系。恼怒伤肝，气机不畅，引起胃病发生；而忧思悲伤，则伤及脾，而致气机郁结不畅，也可致胃脘疼痛。

3 病邪阻络 急性胃痛与长期慢性胃痛也有一定联系。其中以食积、痰饮、瘀血者多见，均能引起胃病的发生。

4 正虚邪侵 胃痛可见于初发的患者，而更多见于素有胃疾，或身体虚弱的人，由于正气不足，容易受各种外邪侵扰而发病。

二、胃痛的鉴别要点

1 急性胃痛与慢性胃痛 急性胃痛，具有发病急骤、疼痛剧烈、病情变化较迅速等临床特点，如急性胃炎、急性胃肠炎、急性胰腺炎、胃痉挛、胆绞痛、心绞痛等病。而慢性胃痛，则发病较缓，隐隐疼痛，或闷痛，病情变化缓慢，病程较长，多见于慢性胃炎、消化不良、胆囊炎、慢性肝炎等疾病。

2 胃病与肝胆病 胃病患者除上腹疼痛以外，往往以消化系统症状多见，如恶心、呕吐等等。而肝胆病患者多为上腹偏右侧疼痛，或连及一侧或两胁疼痛。

3 胃病与心绞痛 胃病和心绞痛患者有时不好鉴别，尤其是在急性发作时。胃病急性发作疼痛多位于胃脘部，并有恶心、呕吐等消化道症状；心绞痛往往连及背部，或向左侧上肢内侧放射，疼痛也较胃痛更为剧烈，患者会感到如割如刺，甚至疼痛欲死。如遇上述严重心绞痛急性发作的患者，应立即送医院就诊，切勿延误。

了解了胃痛的发病因素及鉴别要点，在临症时，可根据病情，采取不同的缓解方法。对病症较轻的患者，施以相应缓解术后，症状即可缓解或消失，起到一定的治疗作用，但有的病症若要求根治，则仍需对症医治。

Chapter

{ 2 }

第二章

胃痛常用缓解术

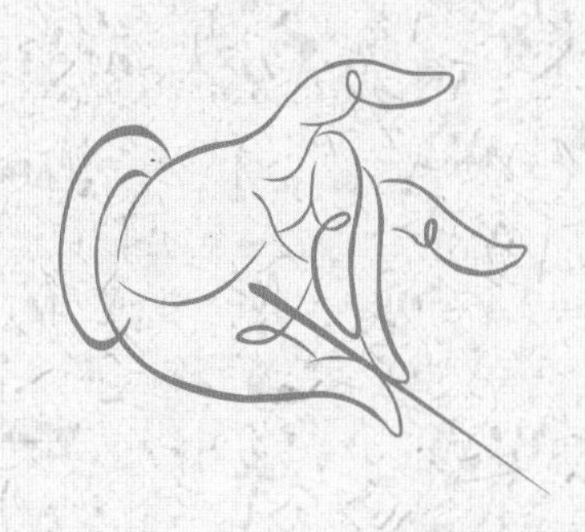

一、自我按摩法

患者可通过主动地进行自我按摩，达到防病强身的目的。以下介绍几种缓解与治疗胃痛的常用自我按摩手法。

（一）按法

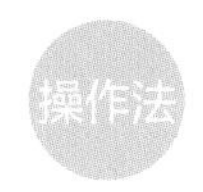

用手指或手掌按在身体的某一部位或穴位上，逐渐用力下压。指按法多用拇指按压，因为其按压力量较大，多用于穴位的按压。掌按法的按压范围较大，力量较强，多用于腹部及腰背部。（图2–1）

按的时候，用力方向要垂直于体表，力量要由轻到重，使力量持续渐达深部。切忌使用突然爆发力。

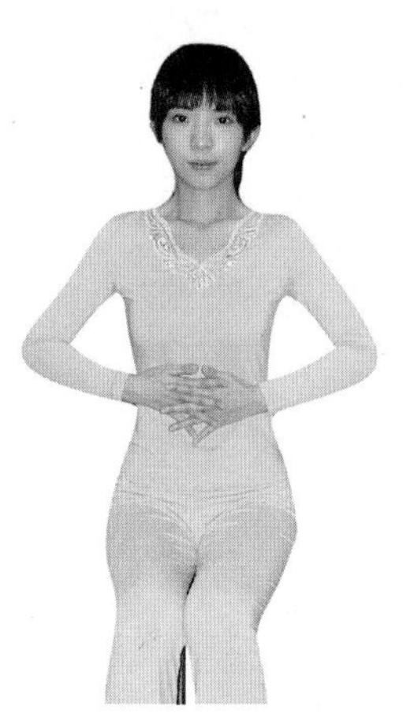

图 2–1 按法

（二）摩法

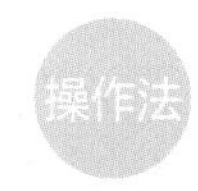

摩法是一种很轻、很柔，使人感到十分舒服的手法。将手掌微屈，轻放在体表一定的部位上，做环形而有节奏的抚摸。（图2–2）

肘关节微屈，腕关节伸直，手掌微屈，顺时针、逆时针方向都可以，手法不宜太轻，又不宜太重，不宜急，也不宜缓。一般摩10～15分钟，摩法做完后，如果有发热、舒畅的感觉，并且自觉热气透达身体深部为最佳效果。本法多用于胸腹部及胁肋部。

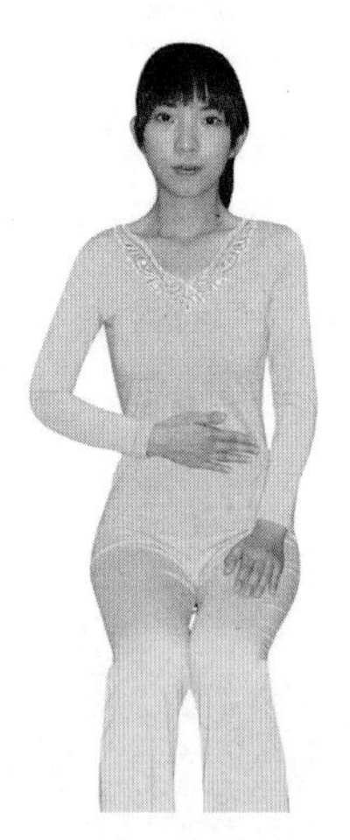

图 2–2 摩法

（三）推法

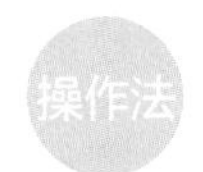

用手指或手掌立于体表的一定部位，做单方向的弧线或直线运动。（图2–3、图2–4）

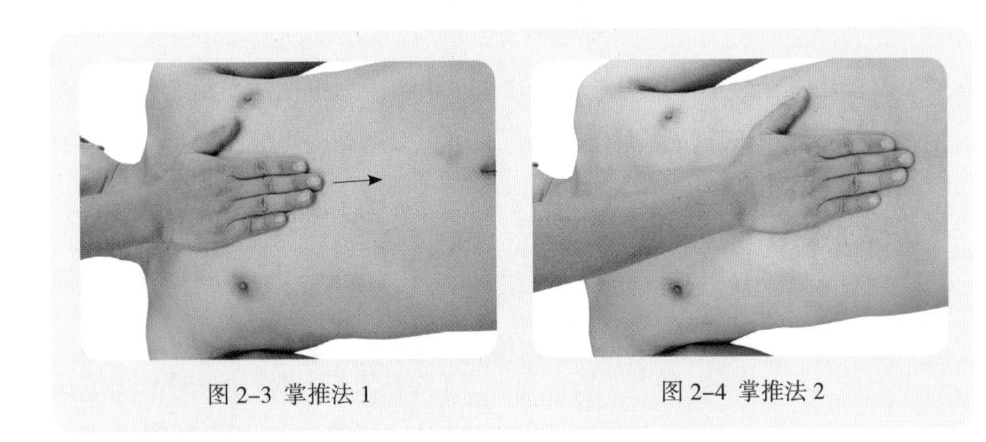

图 2–3 掌推法 1　　图 2–4 掌推法 2

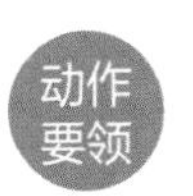

推时用力要稳，速度要慢，着力部分要紧贴皮肤，切忌在皮肤表面来回摩擦，否则容易导致皮肤损伤。而且，要施用一定的压力，使力量到达深层。直推法（直线）多用于四肢部。旋推法（弧线）常用于腹部。

（四）拿法

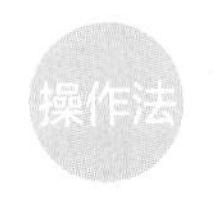

用拇指与食指、中指相对捏住某一部位或穴位的软组织，用力向内收并向上提，同时持续不断地揉捏。（图2–5）

揉捏的动作应连绵不断，由轻到重，再由重到轻。由于拿法刺激性较强，常在拿法以后辅以揉、摩等其他手法，以使刺激的强度得到缓解。

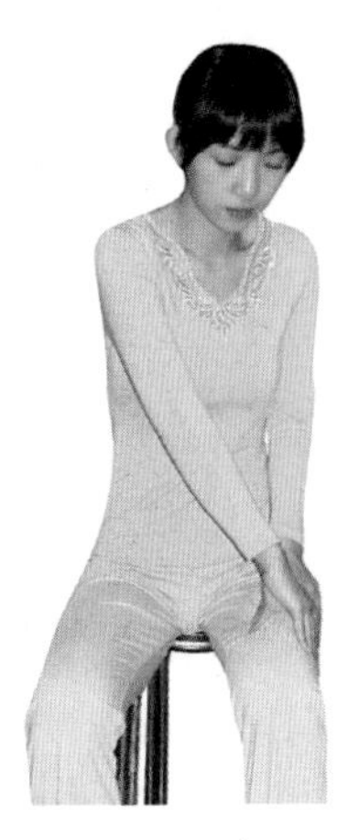

图 2–5 拿法

（五）揉法

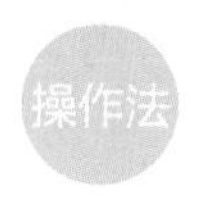

用手掌的大鱼际（手掌的拇指侧部位的肌肉）或掌根或手指的螺纹面作为着力点，吸定于一定的部位或某一穴位上，做轻柔和缓的环旋运动，从而带动皮下组织也随之旋动。

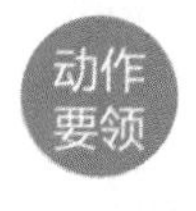

揉法虽然轻柔，但力量要加在皮下组织中。指揉法多用于四肢的穴位，常与点、按法配合使用。掌揉法多用在胸腹部，力量应由轻到重，以能忍受为限，常与摩法相结合使用。

（六）自我按摩的注意事项

由于每个人的体质、年龄、医学知识与工作性质的不同，其按摩的手法及敏感程度也有区别。因此在按摩时，手法的轻重，次数的多少，时间的长短，应根据自己的承受能力加以选择。对于一些慢性病患者，要持之以恒，坚持按摩，否则会影响疗效。

按摩的时间最好是在晨起时或夜间睡觉之前。每次按摩之前，均要洗净双手，并轻轻地抚摩双手或摩擦双掌，然后进行操作。

二、推拿疗法

推拿疗法是指用手或肢体其他部位，按各种特定的技巧动作，在体表操作以防病治病的方法。手法是推拿疗法的主要手段，其熟练程度及如何适当地运用手法，直接影响治疗效果。

推拿手法的操作要求做到持久、有力、均匀、柔和、深透。下面介绍几种治疗胃痛常用的推拿手法。

（一）治疗胃痛常用推拿手法

1 一指禅推法

操作法

以大拇指指端，螺纹面或偏峰着力于一定的部位或穴位上，腕部放松，沉肩、垂肘、悬腕，肘关节可略低于手腕，以肘关节为支点，通过腕部的摆动及拇指关节的屈伸活动，使产生的力持续作用在治疗部位上。（图2–6）

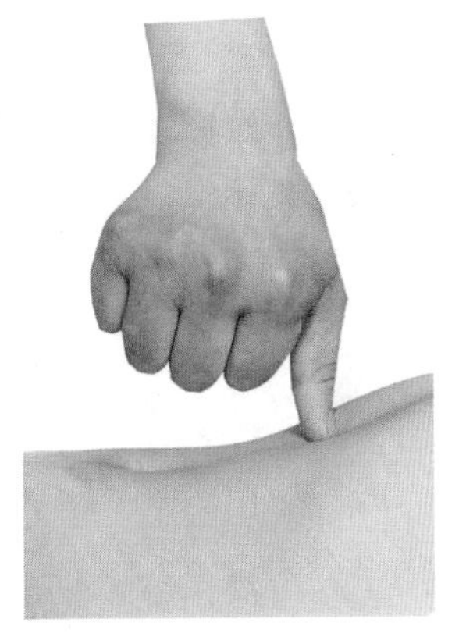

图 2–6 一指禅推法

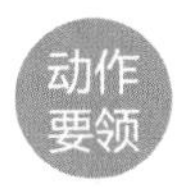

沉肩、垂肘、悬腕、指实、掌虚。即操作时肩部和手臂都要放松，不可耸肩抬肘，手腕要自然垂屈，不可用力屈曲；拇指端要着实吸住一点，不能离开或来回摩擦，其余四指及手掌要放松，不能挺劲。腕部摇动频率一般为120～160次/分。

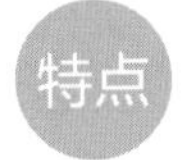

一指禅推法接触面积小，压强大，可穿透到深层，深透作用好，可在全身各部施术。

2 揉法

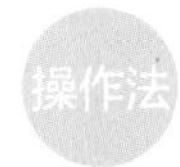

用手掌大鱼际、掌根部分或手指螺纹面着力，吸定于一定部位或某一穴位上。作轻柔和缓的回旋揉动，带动该处的皮下组织。用大鱼际或掌根部着力的称为掌揉法；用手指螺纹着力的称为指揉法。（图2–7）

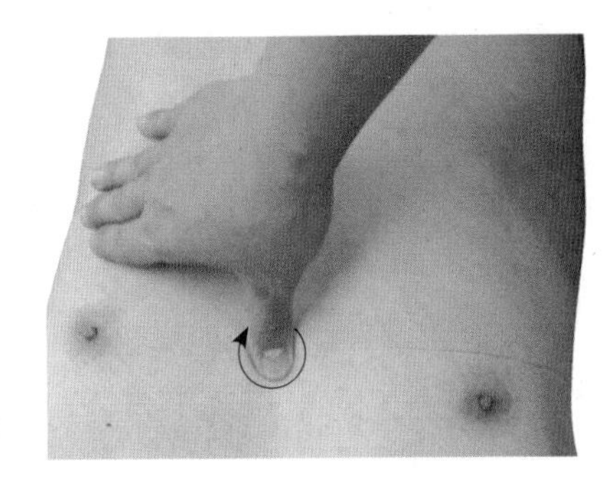

图 2–7 揉法

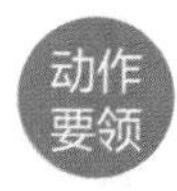

动作要领 手腕放松，以腕关节连同手臂带动掌指一起做回旋活动。动作要柔和，力量要穿透到深层。揉动频率一般为120~160次/分。

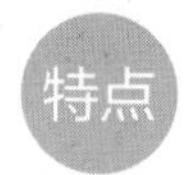

特点 掌揉法着力面较大，刺激缓和舒适，指揉法轻柔平和。是缓解和治疗胃病的常用手法。

3 推法

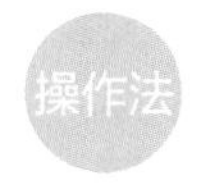

操作法 用手掌、指或肘部着力于一定的部位上进行单方向的直线移动。用掌操作称掌推法，用指操作称指推法，用肘操作称肘推法。（图2–8、图2–11）

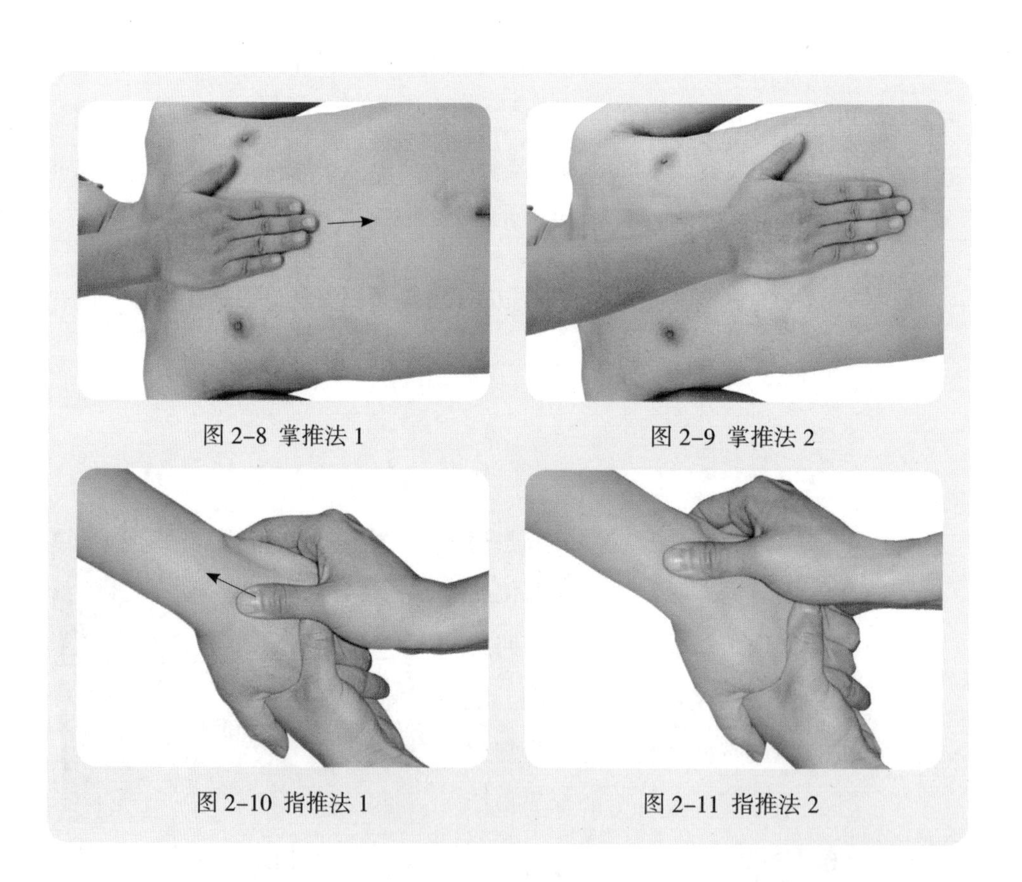

图 2–8 掌推法 1

图 2–9 掌推法 2

图 2–10 指推法 1

图 2–11 指推法 2

操作时掌、指或肘要紧贴体表，用力要稳，速度要缓慢而均匀。并可在局部涂少许冬青膏、按摩乳等介质，以避免推伤皮肤。

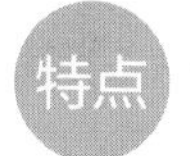

本法可在人体各部位使用。掌推法常用于面积较大的部位；指推法常用于头面、胸腹及四肢；肘推法刺激强度大，适用于形体肥壮，肌肉丰厚或感觉迟钝的患者，多用于腰背脊柱两侧及臀部。

4 摩法

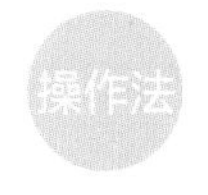

摩法分掌摩法和指摩法两种。掌摩法是用掌面附着于一定部位上，以腕关节为中心，连同前臂作节律性的环旋运动。指摩法是用食、中、无名指指面附着于一定的部位上，以腕关节为中心，连同掌、指作节律性的环旋运动。（图2–12、图2–15）

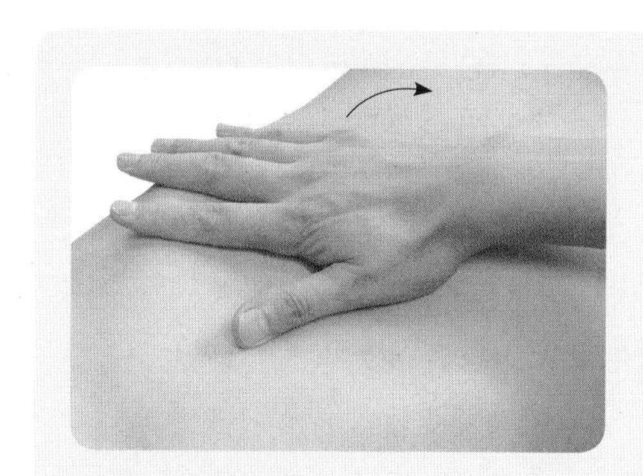

图 2–12 掌摩法 1

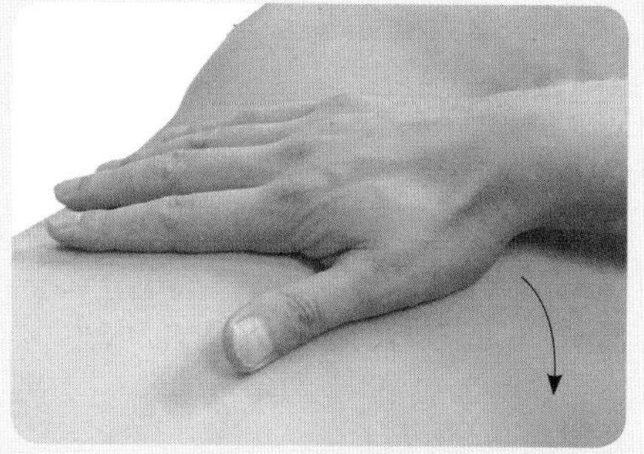

图 2–13 掌摩法 2

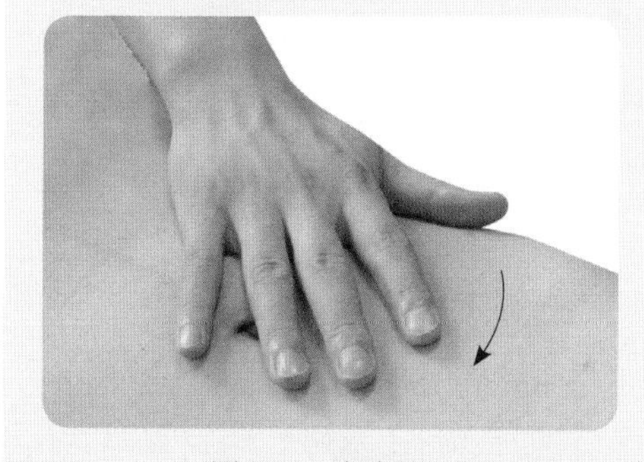

图 2–14 掌摩法 3

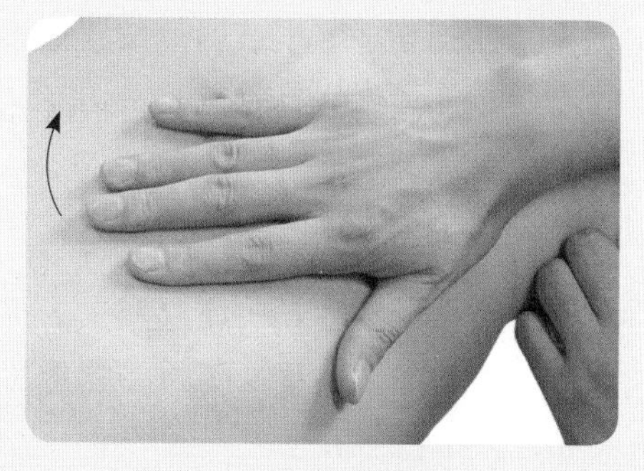

图 2–15 掌摩法 4

肘关节自然屈曲，腕部放松，指掌自然伸直，动作要和缓而协调。频率在120次/分左右，以摩至局部有透热感为度。

本法刺激轻柔和缓，是胸腹、胁肋部的常用手法。

5 擦法

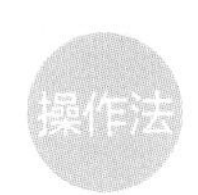

用手掌的大鱼际、掌根或小鱼际附着在一定部位上，作连续不断的直线往返摩擦。

操作时用力要稳，动作均匀连贯。患者呼吸自然，不会迸气。频率在100次/分左右。摩擦时往返距离要拉得长，往返距离太短容易擦伤皮肤。擦时可在施术部位涂少许润滑剂。擦法必须持续操作一段时间，以局部透热为度。擦法使用后，不宜再在该部位使用其他手法，否则容易造成皮肤破损。故在治疗时，擦法一般安排在其他手法之后应用。

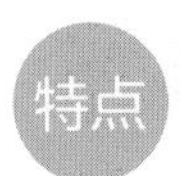

本法是一种柔和温热的刺激，具有温经通络、行气活血、消肿止痛、健脾和胃等作用。可用于全身各部。

6 按法

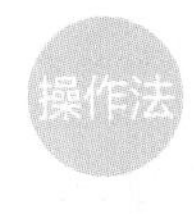

用拇指、掌根或肘部按压体表一定部位或穴位。用拇指端或指腹按压体表，称指按法（图2-16）。用单掌或双掌，也可用双掌重叠按压体表，称掌按法（图2-17）。屈肘，用肘部按压治疗部位，称为肘压法或肘按法。

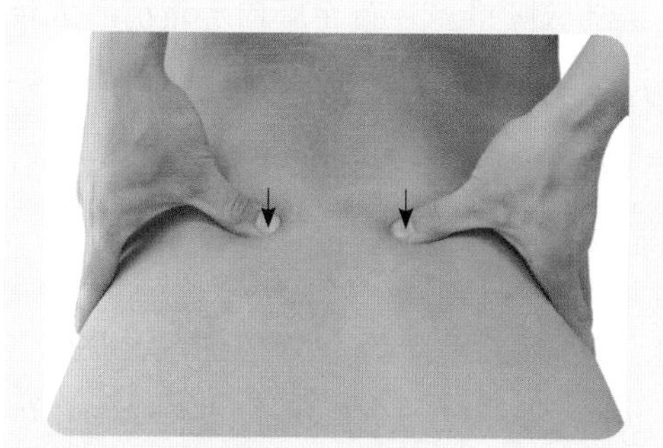

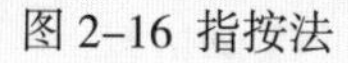
图 2-16 指按法

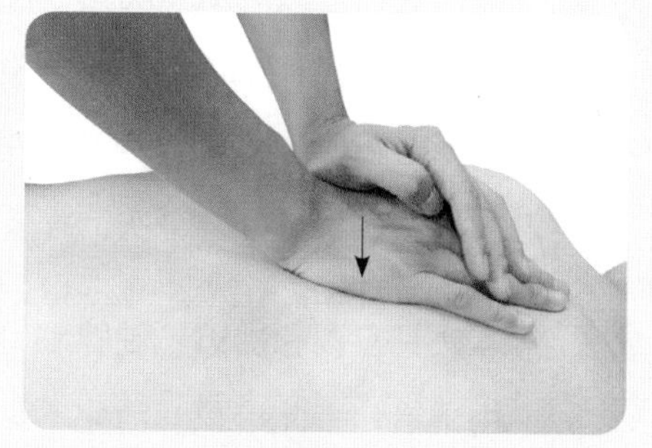

图 2-17 掌按法

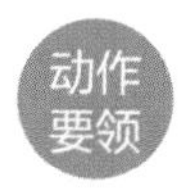

操作时压力方向应与施术部位垂直，力量由轻而重，稳而持续，透至深部组织。忌用暴力，以免出现不良反应或造成新的损伤。

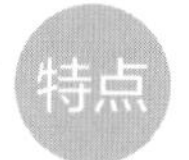

本法接触面积小，刺激强度容易控制，对全身各部的经络穴位都可应用。其具有开通闭塞、散寒止痛等作用。本法常与揉法结合应用，即当按压的力量达到一定深度时，做小幅度的缓缓揉动，称作按揉法。

7 捏脊法

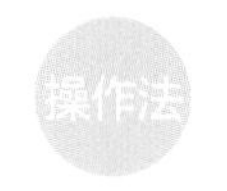

患者俯卧，背部肌肉放松。术者将两手食指屈曲，以食指中节的背面紧贴脊柱两侧皮肤，拇指与食指节相对捏起皮肤，随捏随提随放，双手交替捻动沿督脉向前推进，一般自尾骨尖开始，向上止于大椎穴，算作一遍。（图2-18、图2-19）

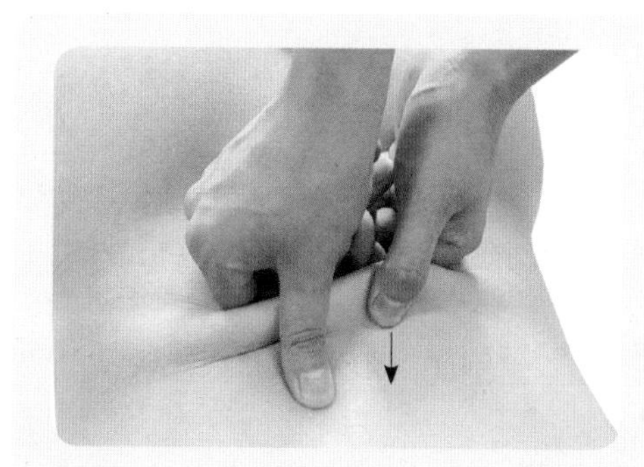

图 2-18 捏脊法 1

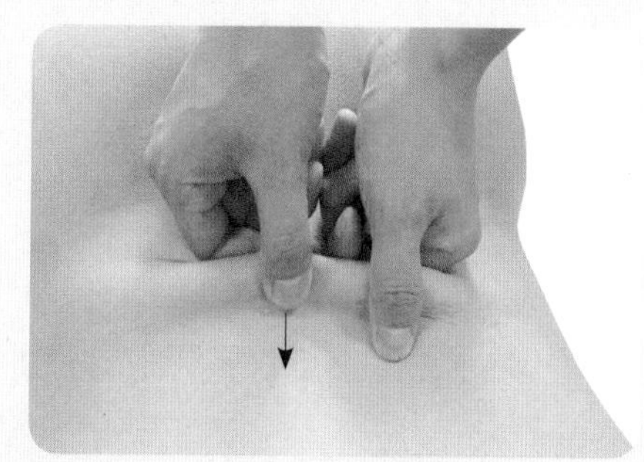

图 2-19 捏脊法 2

操作过程要做到随提随捻、随揉随放随推。在行至脾俞、胃俞、大椎等穴处，可用力上提数次。方法是：食指向上顶，同时拇指向后牵拉，常可听到“啪”声响。捏起皮肤高度一般为0.5～1.5厘米。捏脊一遍约10～15秒，每次治疗要连续操作3～5遍。

本法具有调和阴阳、健脾和胃、疏通经络、行气活血等作用，临床多用于治疗小儿疳积、消化不良等症，对成年人的消化道慢性疾患也有较好的调治作用，同时还是一种很好的小儿保健方法。

（二）推拿的禁忌证及注意事项

在推拿治疗前必须首先对疾患有明确诊断，切不可盲目进行手法治疗。患有心、脑、肾及其他重要脏器的严重疾患者，癌症或有出血倾向者都禁作推拿。妇女在怀孕期、月经期、腹部和腰骶部都不宜使用推拿手法。

推拿操作的流程、刺激强度，需要根据患者的治疗反应随时进行调整。慢性疾病的推拿治疗及保健推拿应持之以恒，才能取得满意的疗效。

三、足部按摩疗法

足部按摩疗法又称足部反射区健康法。它是运用按摩手法刺激人体各脏腑器官在足部的相应反射区，调节人体各部分的功能，从而达到防病治病目的的一种治疗方法。

（一）治疗胃痛常用的足部反射区及其位置

1. 肾　位于双脚脚掌第1跖骨与趾骨关节所形成的人字形交叉点稍外侧。
2. 输尿管　位于双脚脚掌自肾脏反射区至膀胱反射区之间，呈弧线状的一个区域。

3 膀胱 位于内踝前下方双脚脚掌内侧舟骨下方，踇展肌侧旁。

4 头部 位于双脚踇趾趾腹全部；右半球大脑的反射区在左脚上，左半部大脑的反射区在右脚上。

5 甲状旁腺 位于双脚脚掌内缘第1跖趾关节前方凹陷处。

6 心 位于左脚脚掌第4跖骨与第5跖骨之间。

7 脾 位于左脚脚掌第4与第5五跖骨之间，心反射区之后（向脚跟方向）的二横指处。

8 胃 位于双脚脚掌第1跖趾关节后方（向脚跟方向），约一横指幅宽。

9 胰 位于双脚脚掌内侧胃反射区与十二指肠反射区之间。

10 十二指肠 位于双脚脚掌第一跖骨与楔骨关节前方（向脚趾方向），胃及胰脏反射区的后方（向脚跟方向）。

11 小肠 位于双脚脚掌中部凹陷区域，被升结肠、横结肠、降结肠、乙状结肠及直肠等反射区所包围。

12 横结肠 位于双脚脚掌中间，横越脚掌成一横带状。

13 降结肠 位于左脚脚掌中部，沿骰骨外缘下行至跟骨外侧前缘，与脚外侧线平行成竖条状。

14 乙状结肠及直肠 位于左脚脚掌跟骨前缘成一横带状。

15 肝 位于右脚脚掌第4跖骨与第5跖骨之间。

16 胆囊 位于右脚脚掌第3跖骨与第4跖骨间。在肝反射区之内。

17 升结肠 位于右脚脚掌小肠反射区外侧与脚外侧平行的带状区域。从跟骨前缘、骰骨外侧上行至第5跖骨底部。

18 腹腔神经丛　位于双脚脚掌中心，分布在肾反射区与胃反射区附近。

19 胸　位于双脚脚背第2跖骨至第4跖骨所形成的区域。

20 膈（横膈膜）　位于双脚脚背跖骨、楔骨、骰骨关节处，横跨脚背形成一带状区域。

21 上身淋巴结　位于双脚外侧踝骨前，由距骨、舟骨构成的凹陷部位。

22 下身淋巴结　位于双脚内侧脚踝骨前，由距骨、舟骨构成的凹陷部位。（图2–20、图2–22）

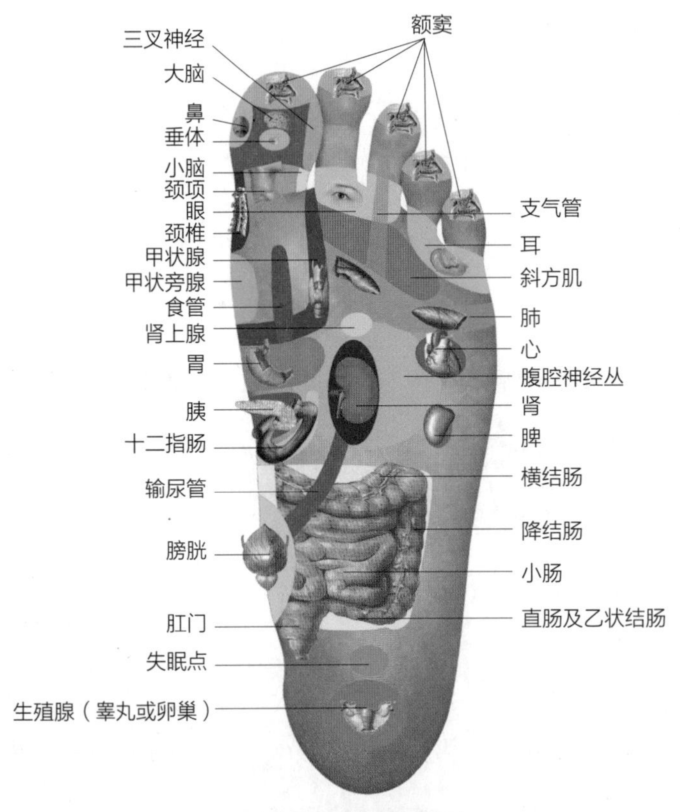

图 2–20 足部反射区 1

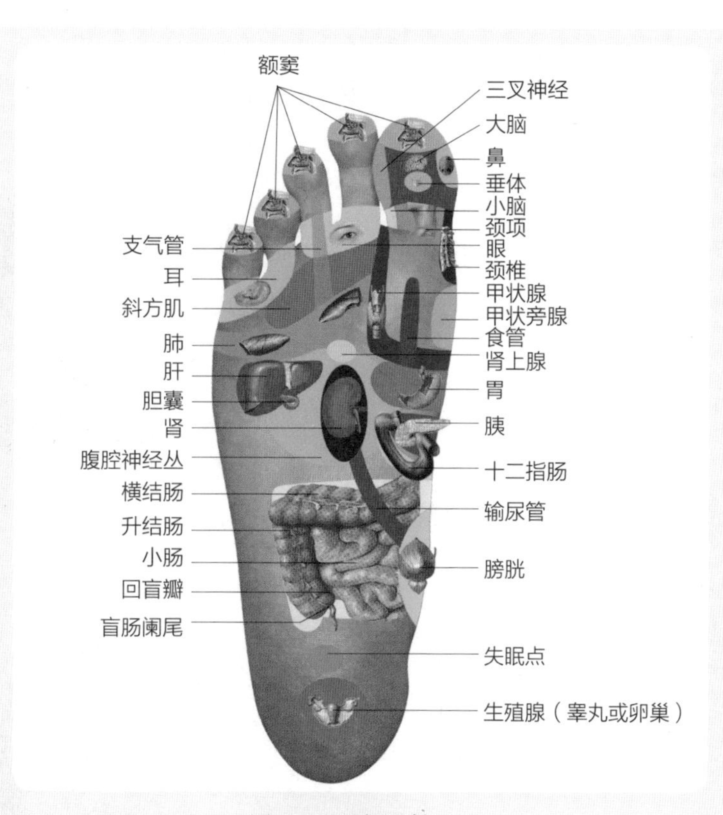

图 2-21 足部反射区 2

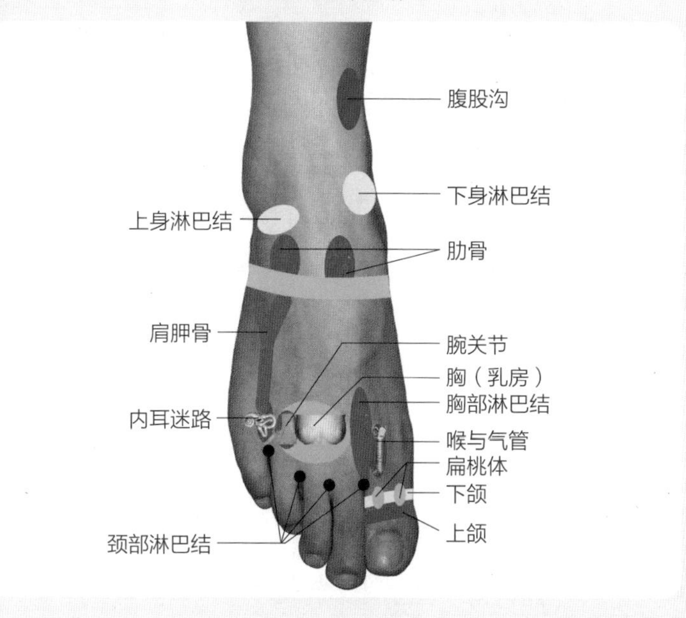

图 2-22 足部反射区 3

（二）足部按摩缓解胃痛的常用手法

1 食指节压按法

操作法 以一手持脚，另一手半握拳，食指弯曲，以食指的第一指间关节顶点为施力点。（图2-23）

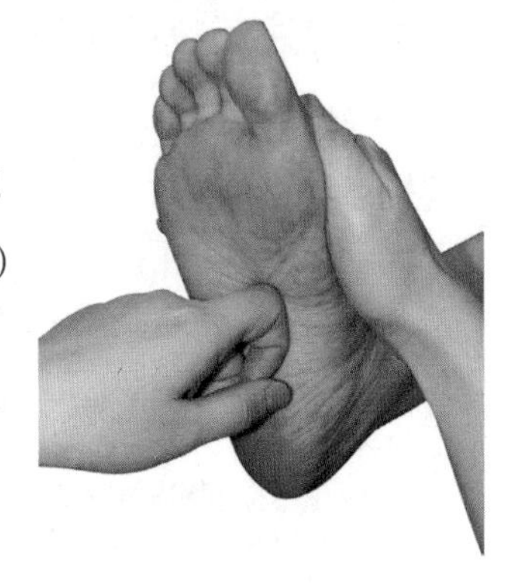

图 2-23 食指节压按法

2 拇指端点按法

操作法 以一手持脚、另一手拇指指端施力按压。

3 拇指腹按压法

操作法 以一手握脚，另一手的拇指指腹为施力点.刺激较轻。

4 食指刮压法

操作法 以拇指固定，食指弯曲呈镰刀状，以食指内侧缘施力进行刮压按摩。（图2-24）

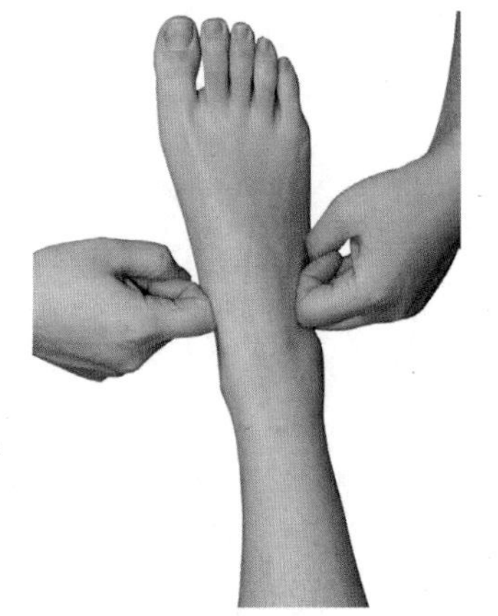

图 2-24 食指刮压法

5 双指和拳法

操作法 以一手持脚，另一手半握拳，食指、中指弯曲，以食指、中指的第一指间关节顶点施力按摩。

（三）足部按摩的力度与方向

按摩时力度要均匀、适当，一般以患者能够有酸痛感且能耐受为度。应从远心端向近心端按摩，以利于静脉血液与淋巴液的回流，将代谢产物及废物等有害物质带走。另外，定点按压也包括在定点前后左右作小范围的揉按，并不是完全固定不动，而且固定不动时间不宜太长，不要超过5分钟，可以是间歇的按压。

（四）足部按摩的顺序

一般慢性病症，应采取全足按摩。先从左脚开始，按摩3遍肾→输尿管→膀胱3个反射区后，按脚底→脚内侧→脚外侧→脚背的顺序进行，结束时，再将肾→输尿管→膀胱3个反射区按摩一遍。然后再按上述次序按摩右脚。按摩时，大的次序不能乱，小的变动是允许的。急性病症，大致上按全足按摩的顺序进行，只是在重点反射区进行重手法按摩，以速见效。

（五）足部按摩的时间

一般来说，每个反射区按摩2～3分钟即可。但对急性患者，要视患者的体质、病情的轻重，按摩时间可适当延长。每次按摩时间为20～40分钟，每天可按摩1～2次，慢性病患者最好隔日1次或每周2次，并长期坚持。

按摩时间最好在饭后1小时之后，早、中、晚均可。经过足部按摩、疾病好转时，还应坚持再做一段时间，以巩固疗效。

（六）足部按摩的注意事项

1 足部按摩治病保健，主要是通过刺激反射区使身体产生自然治愈的能力。所以，在按摩时，刺激强一点，痛感重一些，效果就好些。但对体弱的重病者、有心脏病者或对痛觉敏感者，则应适当减轻力度。如发现患者在按摩时出现脸色苍白、出大汗、头晕、恶心等现象，应立即停止按摩，待患者平卧片刻，恢复正常后，再用轻刺激手法进行按摩。

2 做完足部按摩后，患者应多喝温开水，以促进人体的新陈代谢。

3 因足部按摩法有促进血液循环作用，所以对患有严重出血病患者及妇女月经期、妊娠期，均不宜采用本法治疗。

四、灸法

灸法是借灸火的热力给人体以温热刺激，达到温通经络、益气活血、防治疾病的一种外治法。施灸的原料目前多以艾为主，艾属菊科多年生草本植物。艾叶气味芳香、易燃，用作灸料，具有温通经络，行气活血，散寒祛湿，消肿散结，回阳救逆的作用。将艾叶加工除去杂质后，即可制成纯净细软的艾绒。临床上所用的艾条、艾炷都是用艾绒制成的。

（一）治疗胃痛的常用灸法

1 艾炷灸

将纯净的艾绒放在平板上或手心里，用手搓捏成圆锥形的艾炷，如麦粒或莲子大。每燃完一个艾炷，称作一壮。艾炷灸又分为直接灸和间接灸两种。

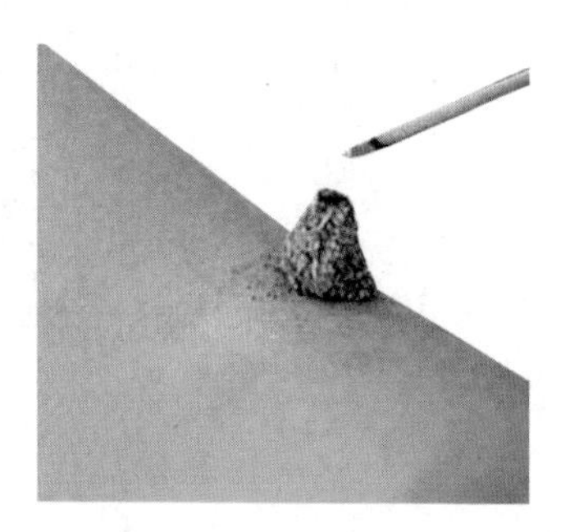

图 2-25 直接灸

(1) 直接灸：先在所取穴位上涂上少量凡士林，以使艾炷便于黏附，然后将大小适宜的艾炷放在穴位上点燃顶端，当艾炷燃剩2/5左右而患者感觉微有灼痛时，即可用镊子将艾炷移走，再放一新艾炷施灸。如此更换、直到将规定壮数灸完为止。（图2–25）

(2) 间接灸：是用药物将艾炷与施灸穴位的皮肤隔开，进行施灸的方法。常用于治疗胃痛的有如下几种。

隔姜灸：把鲜姜切成直径约2～3厘米，厚约0.2～0.3厘米的薄片，中间用针刺数孔，放在穴位上，再将艾炷放在姜片上点燃施灸。艾炷燃尽后，将其拿掉，另换一炷继续灸。灸完规定的壮数，以皮肤红润而不起泡为度。（图2–26）

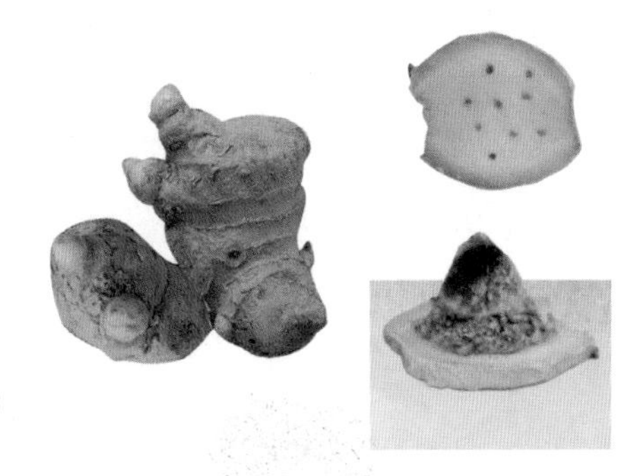
图 2–26 隔姜灸

隔盐灸：用纯净的食盐填敷于脐部，再放上艾炷施灸；也可在食盐上先放置一姜片，再置艾炷施灸，这样可避免食盐受火起爆，造成烫伤。灸至有痛觉时换炷再灸，不拘壮数。本法多用于急性腹痛吐泻、四肢厥冷、虚脱等症。

隔附子灸：可用附子片作间隔，用法同隔姜灸。亦可用附子饼作间隔，即将附子研成粉末，用少许面粉和黄酒调和，做成0.2～0.3厘米的附子饼，用针在其上穿数孔，放在应灸的穴位，上面放艾炷施灸。本法适用于阳虚患者。

2 艾条灸

艾条灸又称艾卷灸，施灸的方法分温和灸和雀啄灸。

① 艾条温和灸：将艾条一端点燃，对准施灸部位，距皮肤约2～3厘米左右进行熏灸，使患者局部有温热感而无灼痛，一般每穴灸5～7分钟，至皮肤稍呈红晕为度。（图2–27）

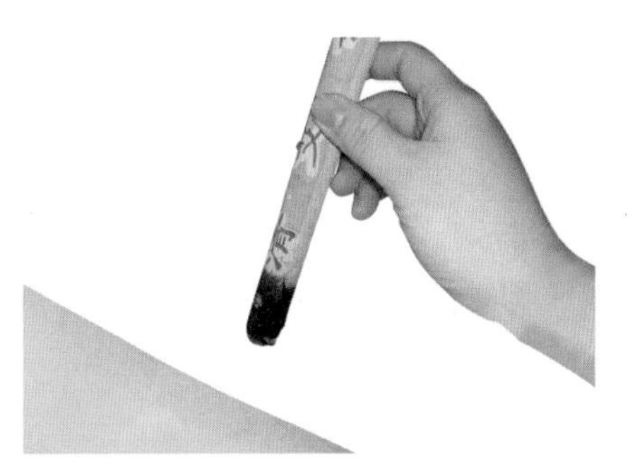
图 2–27 艾条温和灸

② 艾条雀啄灸：将艾条的一端点燃，施灸时，艾条点燃的一端与施灸部位的皮肤并不固定在一定距离，而是像鸟雀啄食一样，一上一下活动施灸。（图2–28）

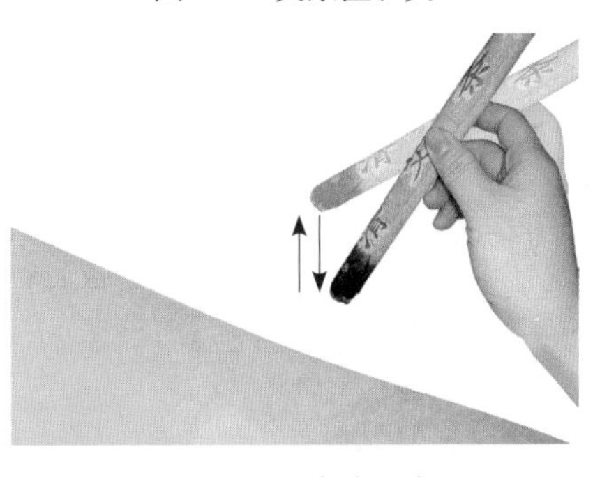
图 2–28 艾条雀啄灸

3 温灸器灸

温灸器又叫灸疗器、灸盒，其形式有多种。其中木盒温灸器制作方法较简单。可用薄木板做成长宽各约15～20厘米，高约10～12厘米的无底无盖的木盒（木框），在中间距底部约4厘米处安装铁丝网纱窗。（图2–29）

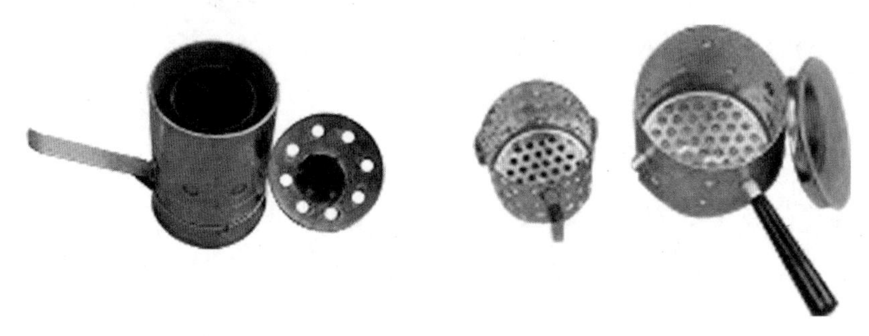

图 2–29 温灸器灸

将艾条剪成5～6厘米长的艾段，2～3个，点燃后，放在铁丝网上，将灸盒放在应灸的部位施灸，直至艾条燃完，局部皮肤红晕。此法适用于面积较大的部位施灸。

4 温针灸

温针灸是针刺与艾灸结合的一种方法。先将针刺入穴位的一定深度，当有酸麻发胀等得气感后，再将2厘米长的艾条插在针柄上，点燃施灸，待艾条燃尽后，将灰烬除去，将针取出。此法适用于既需要留针又适宜艾灸的病症。（图2–30）

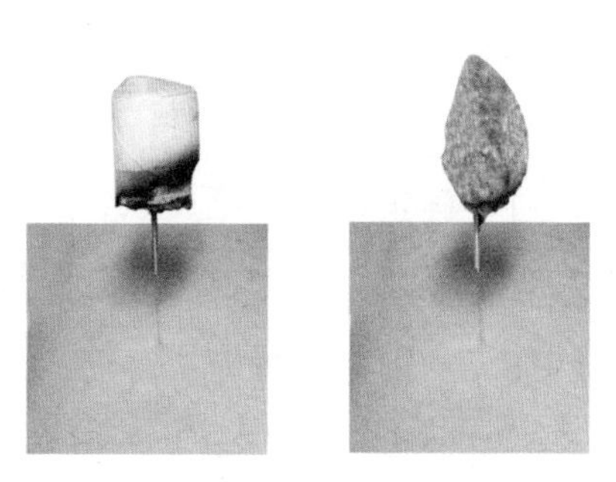

图 2–30 温针灸

5 灯心草灸

灯心草灸又称“灯火灸”，是民间流传的一种操作简便且疗效较好的一种方法。

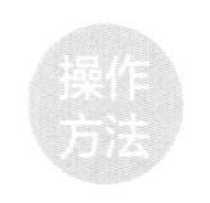

取10～12厘米长的灯心草，一端蘸以麻油或其他植物油（如豆油、花生油等），浸3厘米左右，点燃起火后，对准穴位快速猛一接触，然后迅速离开，听到“叭”的一声，即为成功，如无此响声，可重复1～2次。灸后以皮肤有点发黄，或起小疱，为恰到好处。注意不要蘸油太多，以免点火后油滴下烫伤皮肤。

（二）灸后的处理及灸法禁忌

1 灸后的处理

施灸后，局部皮肤出现微红灼热，属于正常现象，无须处理。如果施灸过量，时间过长，局部可能出现小水疱，只要注意不擦破，可自然吸收。若水疱较大、可用消毒的毫针刺破水疱，放出积液，然后涂上龙胆紫，并用消毒纱布包扎。

2 灸法禁忌

(1) 凡有心烦口渴、恶热、舌红苔黄、脉数的阳热证患者不宜用灸法；舌红少苔、口干脉细数的阴虚火旺证患者亦应少灸或不灸。

(2) 患者过饥、过饱、劳累及情绪不安时，不宜施灸。

(3) 孕妇的腹部及腰骶部不宜施灸。

五、拔罐疗法

拔罐疗法是以罐为工具，利用燃烧排出罐内的空气，造成负压，使之吸附于施术部位，产生温热刺激并使局部充血，以防治疾病的一种方法。

临床上最常使用的火罐是用玻璃烧制成的玻璃罐，口径3～5厘米，呈球状，其优点是质地透明，使用时可观察到所拔部位皮肤充血、瘀血的程度，便于随时掌握情况。

（一）治疗胃痛常用的拔罐方法

1 吸拔方式

①闪火法：用镊子夹着燃烧的软纸或酒精棉球（最好浸渍95%的酒精），在罐内绕一圈后，迅速退出，立即将罐扣在应拔的部位上，此时罐内形成的负压即可吸住。此种方法因罐内无燃烧物，故可避免烫伤。适用于各种部位。注意切勿将罐口燃烧热，以免烫伤皮肤。（图2-31）

②起罐法：一只手拿着罐子轻轻稍微向一方倾斜，另一只手则在火罐倾斜的对方火罐口附近肌肉上用手指缓缓按压。使罐子和皮肤之间形成一个空隙，让空气由这空隙进入罐里，吸附力就会消失，火罐就会自然脱落下来，避免强力取下，以防伤害皮肤。（图2-32）

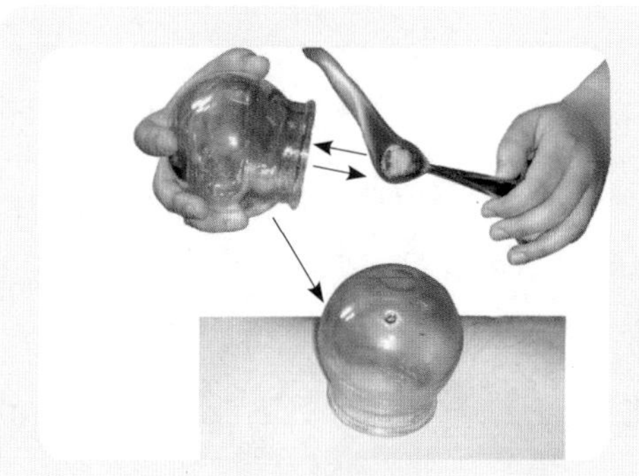
图 2-31 闪火法

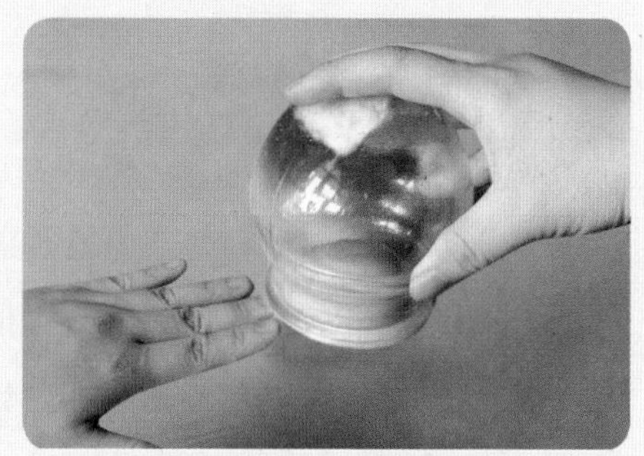
图 2-32 起罐法

2 拔罐方式

①留罐法：将火罐拔在一定部位上后，留置一定时间，约10～15分钟。罐吸拔力强的应适当减少吸拔时间。

③ 闪罐法：用闪火法将罐拔在施治部位后，立即取下，反复吸拔多次，直至皮肤潮红、充血。此法的兴奋作用较为明显，适用于功能减退的虚弱病症。

③ 刺络拔罐法：先在选定的穴位或部位，经皮肤消毒后，用三棱针或粗毫针、皮肤针点刺，起针后迅即将火罐用闪火法拔罩在点刺的穴位或部位上，使之出血，一般留罐10～15分钟，然后把罐取下，用消毒棉球或纱布擦净血迹。

（二）拔罐的反应及处理

1 正常反应

将火罐拔于一定部位后，由于罐内的负压吸附作用，局部组织可隆起于罐口平面以上，患者感觉局部有牵拉发胀感，或感到发热、发紧、凉气外出、温暖、舒适等都属于正常现象。起罐后，治疗部位出现潮红紫红或紫红色疹点等，均属拔罐疗法的治疗效应，待一至数天后，可自然恢复，无须做任何处理。

2 异常反应

拔罐后如果患者感到异常紧而痛，或有烧灼感，则应立即拿掉火罐，并检查皮肤有无烫伤。刺络拔罐后，如罐内有大量出血（超过治疗所需求的出血量），应立即起罐，用消毒棉球按住出血点，不久即能止血。

如果在拔罐过程中，患者出现头晕、心慌、恶心、面色苍白、出冷汗，甚至晕厥时，应立即起罐，使患者平卧，取头低脚高位，或给患者饮温水，静卧片刻即可恢复。

（三）拔罐的注意事项

1. 拔罐时应选择适当的体位和肌肉丰满的部位，骨骼凹凸不平及毛发较多的部位不宜施用。
2. 皮肤有过敏、溃疡、水肿及大血管分布处不宜拔罐。
3. 有自发性出血倾向者，不宜拔罐。

4 孕妇的腰骶部及腹部不宜拔罐。

5 拔罐时若因烫伤或留罐时间过长而皮肤起水泡时，小的无须处理，大者可用消过毒的毫针将积液放出，涂以龙胆紫药水，然后用消毒纱布包敷。

六、耳穴按压疗法

由于耳穴按压疗法具有适应证广、疗效好、简便易行、副作用少等特点，故已在临床上广泛应用，尤其是在胃痛的治疗中，更为普遍。加之“耳穴按压疗法”的操作者不仅仅限于医生，往往是患者本人，因此“耳穴按压疗法”在本书诸多疗法中独树一帜。其操作要点简单介绍如下：

（一）耳穴的探查方法

1 望诊法

望诊法就是直接通过肉眼或借助于放大镜在自然光线下，对耳郭由上向下，由里向外仔细查找与胃有关的“阳性反应物”的方法。在胃痛的患者中，常常在胃区、十二指肠区、肝区、胆区、脾区等出现红晕、片状白色、白色隆起或皮肤增厚等，具体可见每一疾病。

2 压痛法

本法是用专门制作的探棒或圆头小棒（如火柴头），以均匀的压力按压耳郭各穴，在取得患者密切配合的情况下探找最敏感的穴点。胃痛的患者往往在胃区、小肠区、十二指肠区、脾区、神门区等穴出现压痛敏感点。

（二）耳穴按压疗法

1 禁忌证

因“耳穴按压疗法”比较安全，一般没有禁忌证，但在下列几种情况下则应予以注意。

1 严重心脏病患者不宜采用强刺激。

2 外耳有湿疹、溃疡、冻疮、破溃等不宜贴豆。

3 妇女怀孕期间，手法要轻，尤其是在三个月以内及七个月以后。有习惯性流产的孕妇应忌用。

2 常见反应

耳郭是经络、神经汇集的部位，故在耳郭上给予不同刺激时，均能导致局部或全身出现不同的反应，这些反应的产生常和患者经络感传的敏感性、机体的反应性有着密切的关系，常见的反应可有下述几种。

（1）耳部反应：多数耳穴在按压时有疼痛感，少数患者有酸、麻、胀、凉等感觉，数分钟后耳郭局部或整只耳郭渐见充血发热。一般认为出现以上感觉者疗效较好。

（2）胃脘部反应：耳穴按压后有些患者自觉胃脘部有热感，如热流运动，倍感舒适。

（3）全身反应：刺耳穴后，有些患者唾液分泌增多、胃肠蠕动增强，有饥饿的感觉，少数患者有思睡之意。

3 耳郭感染的防治方法

若耳穴埋药按压过重，时间太长，局部皮肤可有红肿，表皮破损，周围皮肤充血或伴有少量渗出液等现象。处理方法如下：

(1) 局部涂擦2.5%碘酒，每日2次。

(2) 用蜂蜜涂敷中药锡类散。

4 耳穴按压疗法的刺激方法

(1) 耳穴贴压法：贴压法是指在耳穴表面贴敷压丸，替代埋针的一种简易疗法。且该疗法安全无痛，副作用少，不易引起耳软骨膜炎，适于老年及幼儿。此法能起到持续刺激的作用，患者可以不定期地在贴敷处按压以加强刺激。

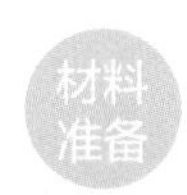

选择直径1～1.5毫米黑色成熟的王不留行籽，用沸水烫洗2分钟，洗净取出晒干，贮于瓶中备用。也可用绿豆半粒。

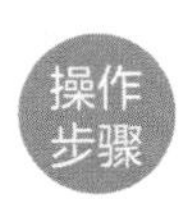

①探寻压痛点：选择好穴位后，用探棒（或火柴头）探寻所选穴位的敏感点，也就是压痛点，用探棒轻轻按压此点，使之成为一个充血的压痕，以便准备压丸。

②消毒贴敷压丸：耳郭局部皮肤用75%的酒精棉消毒待干，左手固定耳郭，右手将王不留行籽置于5毫米见方的胶布上，对准找好的敏感点压痕，按压3分钟。

③按压方法：刺激强度应依患者具体情况而定，一般儿童、年老体弱、神经衰弱等患者用轻刺激，而急性疼痛、年轻体壮者宜强刺激，其他情况一般用中等刺激。按压时用拇指和食指的指腹相对揉按，使患者产生疼痛感或酸胀感。

注意事项

1. 注意局部的消毒和干燥，以免引起皮肤炎症。
2. 个别患者可能对胶布过敏，局部出现红色粟粒样丘疹伴有痒感，可改用耳穴按摩法。

(2) 耳穴按揉触压法：先将手洗净，用拇、食指的指腹相对揉按耳穴，以患者产生疼痛、发热为宜，此法可以是医生，也可以患者自己按揉。（图2-33、图2-34）

另外患者也可用一个圆头小棒，面对镜子，压按耳穴，尤其是疼痛敏感点。按压时一松一紧，强度要适中，以患者能耐受为度，每穴揉按10～30次。

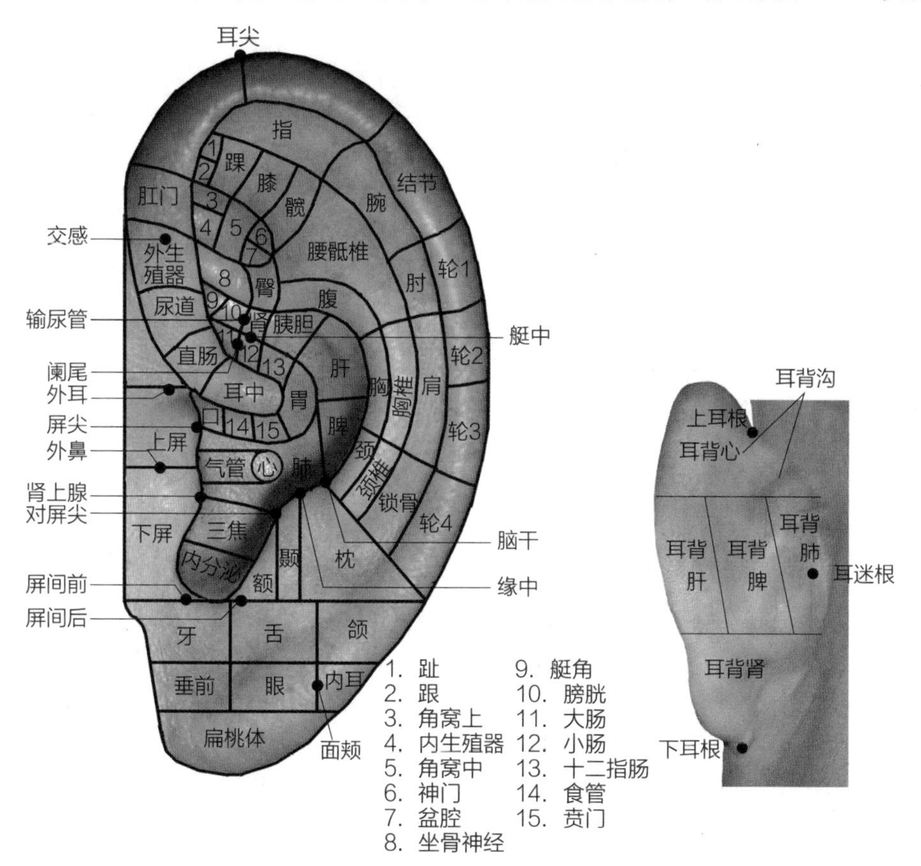

图2-33 耳穴定位示意图（正面）

图2-34 耳穴定位示意图（背面）

七、指针疗法

指针疗法是以手代针的一种治疗方法。指针疗法的起源远远早于针灸疗法，因此可以认为指针是针灸的启蒙阶段。指针疗法虽不是百病皆可治，但针灸的治疗范围都是指针可适应的治疗范围。以下介绍指针疗法操作要点。

（一）指针基本手法

指针的基本手法可分为揉、扪、捏、切四种。

1 揉法

揉法是用手指的尖端，轻按选定的穴位，做环形平揉的一种缓慢手法。在缓解胃痛的治疗中，多用拇指做平揉法。操作时其他四指握空拳，或指尖微屈，拇指伸直，指端按于穴位上。要求操作时拇指尖端不能离开皮肤，勿使手指与皮肤产生摩擦。每平揉1小圆为1次，每穴一般按揉120～180次，约2～3分钟。关于揉法的面积，一方面取决于穴位的部位，另外还要根据疾病的情况而定。一般在穴位周围1厘米左右作为揉动的中心范围。揉动范围的大小，可以酌情增减，但手指尖端不能离开穴位中心，否则就会失去手法的作用。所以整个拇指的运动范围，恰如一个圆锥形，即手指尖端为圆锥尖，而指的上端则为较大的圆周范围。（图2–35）

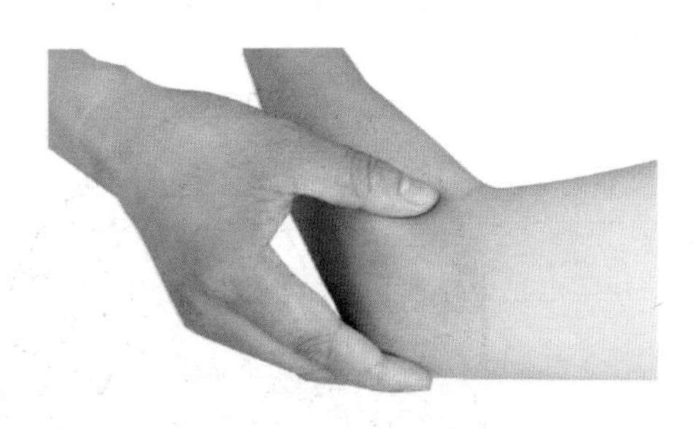

图 2–35 拇指平揉法

2 扪法

扪法是用手指扪按穴位或身体一定部位的手法。常用的方法有单指扪法及双指扪法。

（1）单指扪法：多用拇指指端按压在穴位上，其他四指关节屈曲（同揉

法），也可将其余四指伸直。（图2-36）

②双指扪法：即两手指同时扪按两个穴位。

在此仅介绍双拇指们法，操作时双拇指按住穴位处，其他四指屈的。也可其他四指伸直，置于两侧。（图2-37、图2-38）

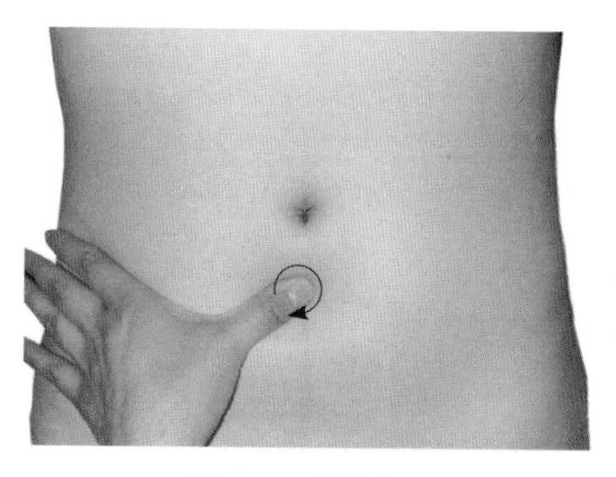

图 2-36 单指扪法

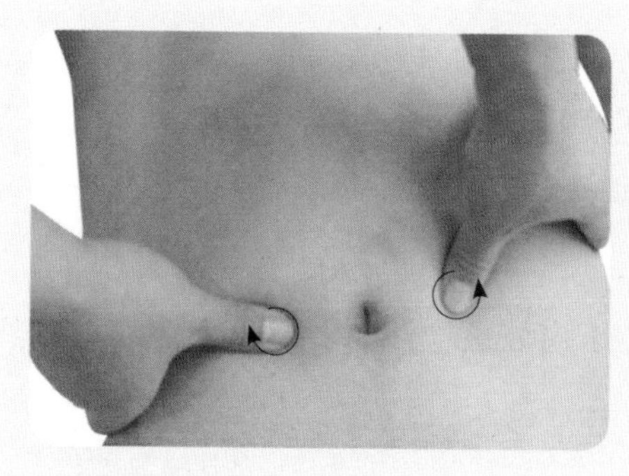

图 2-37 双指扪法 1

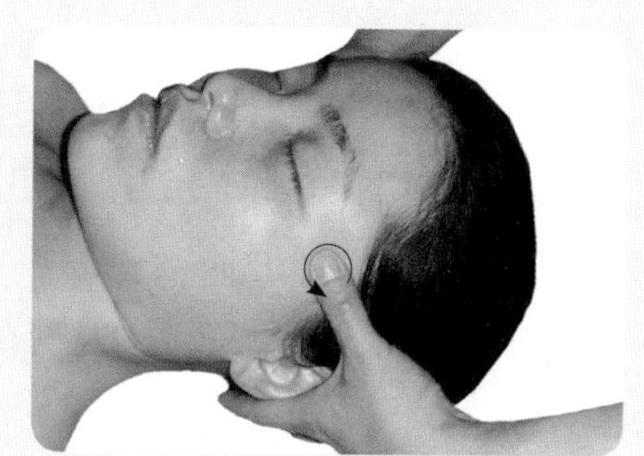

图 2-38 双指扪法 2

术者在行扪法时，要求将手指端深深按压皮肤及皮下组织深部，以患者感到酸麻胀痛为止。扪按的时间一般每穴2分钟左右。在扪按时，必须逐渐施加压力，不可突然用力，在得气后，亦应逐渐减轻指力直到最后停止。

此法常与揉法配合使用，如扪法后配合揉法，以缓和刺激后的反应；若扪法前配合揉法，可使扪法较易达到组织深部。

3 捏法

捏法是用两个手指对称捏压穴位的手法，多用拇、食二指，在上下方或左右方对称地向内用力。（图2-39、图2-40）

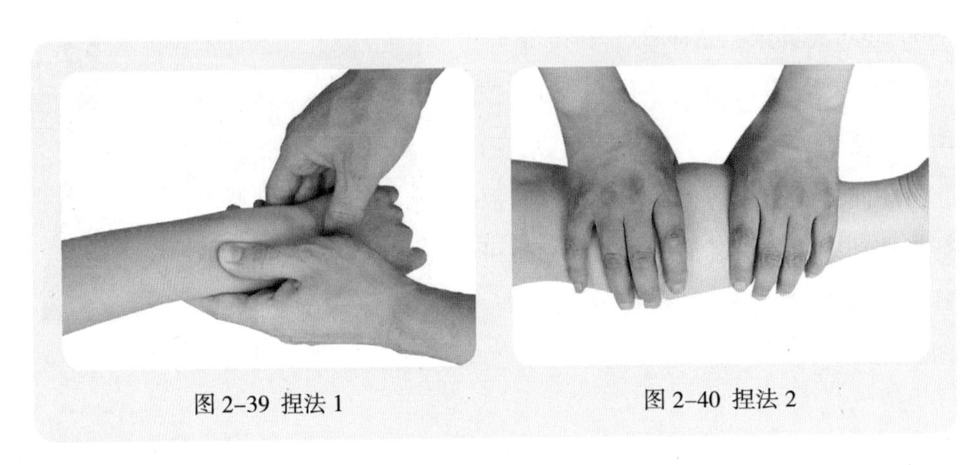

图 2-39 捏法 1　　图 2-40 捏法 2

4 切法

切法也是爪刺之法，是用拇指指甲切按穴位。操作时用脱脂消毒棉少许，覆在指甲上，防止切伤皮肤。

指切时用力需要轻而缓慢，特别在压痛处更应注意，尽量避免切处剧烈疼痛。

（二）指针的禁忌证

1. 原因不明的高热患者，不治为宜，否则会增加体力的消耗。
2. 急性传染病、皮肤病、肿瘤等禁用指针。
3. 新生儿、婴儿的头部禁忌指针。
4. 过饥、过饱、酒醉、劳累过度不宜使用指针。
5. 妊娠妇女禁忌指压合谷、三阴交及腹部穴位，对其他部位手法也不宜过重。

八、皮肤针疗法

皮肤针，又称梅花针、七星针。皮肤针疗法是祖国医学的宝贵遗产，已有两千年的悠久历史。它具有治疗范围广、收效快、经济、简便等特点，故深受广大群众欢迎。下面介绍皮肤针的操作要点。

（一）持针方法

持皮肤针有一定要点。一般右手握针柄，用无名指和小指将针柄末端固定于手掌小鱼际处，针柄尾端露出手掌1～1.5厘米，再以中指和拇指夹持针柄，食指按于针柄中段。（图2-41）

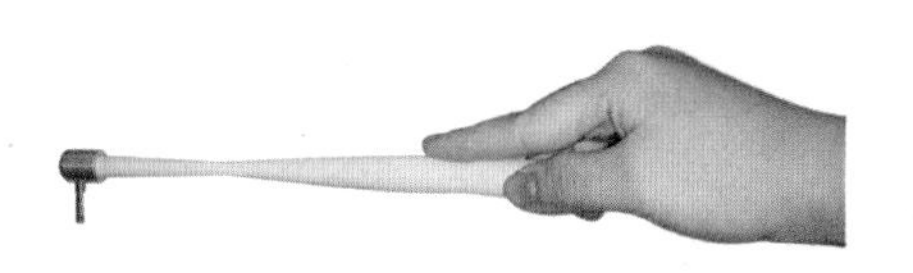

图 2-41 正确皮肤针持针法

要求持针不能过松或过紧。过松会使针杆左右摆动，容易造成出血；过紧会使腕关节肌肉紧张，影响灵活运动。

若持针不正确，就不能以灵巧的腕力进行弹刺手法：如有人把针柄尾端放在掌心处，用拇指指腹把针柄按在食指第二节处，这样持针时不能引出灵巧腕力，针容易摆动，叩穴不准，又易造成出血。另有一些人以右手拇指和食指夹持针柄后半部分。这种持针方法既叩不准治疗部位，也没有冲力，且易损伤皮肤，造成出血。（图2-42、图2-43）

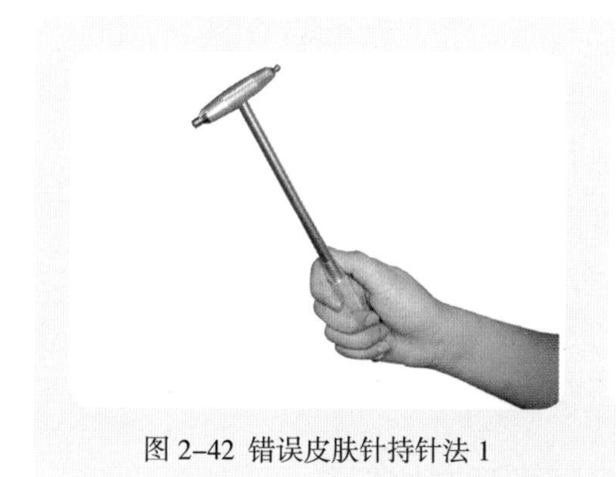

图 2-42 错误皮肤针持针法 1

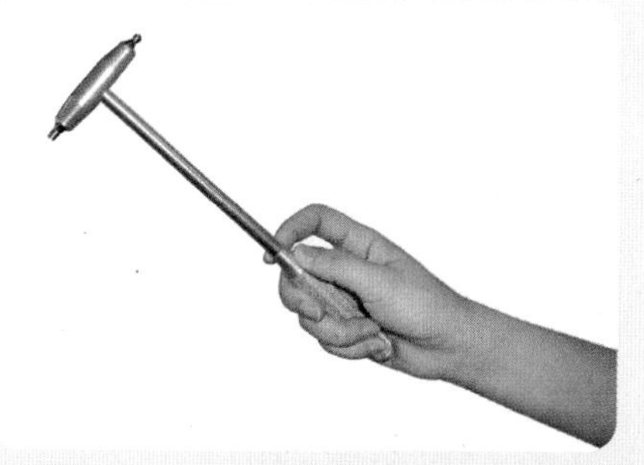

图 2-43 错误皮肤针持针法 2

（二）手法

梅花针治病，很注重手法的运用。叩打时落针要稳准，针尖与皮肤呈垂直接触；提针要快，发出短促清脆的“哒”声。这种叩打的力量，不是用臂力，也不是用压力，而是腕部的弹力。叩打一定要弹刺，不能压刺或斜刺。

（三）针具消毒

皮肤针的一般消毒是将皮肤针浸入75%的酒精内泡半个小时即可，也可采用紫外线照射灭菌等方法。在有条件的情况下，最好每人一针，自己用自己的针，而且应先皮肤消毒。

（四）注意事项

1. 注意检查针具，当发现针尖有钩曲或缺损、针尖参差不齐者，须及时修理。
2. 叩刺时针尖必须垂直而下，避免斜刺或压刺。
3. 针具及叩刺部位应注意消毒，重刺出血后应再用酒精棉擦拭，并保持局部清洁，防止感染。
4. 局部皮肤有溃疡或破损处不宜使用皮肤针叩刺。

九、橡胶锤疗法

橡胶锤疗法是在梅花针疗法的基础上发展而来的。由于它具有适应证广、简便易学、安全可靠、无副作用等特点，故深受广大群众和医务人员的欢迎。以下简单介绍橡胶锤的操作方法。

（一）橡胶锤的制作

橡胶锤的锤头和锤柄，应保持一定的硬度和弹性，锤头用80度无毒橡胶，锤柄以藤条最佳。锤头直径一般2～2.5厘米，锤头长5～6厘米，尖部呈圆锥形，长2～2.5厘米，锤尖的直径为0.3厘米，锤的大头向上凸出0.5～0.7厘米，呈半球形，球面上还有梅花状乳头，锤柄长30～35厘米（图2-44）。

（二）持锤姿势

持锤有一定的要求，过紧过松都不行。正确的持锤姿势有两种：

1. 以右手无名指和小指将锤柄末端固定于手掌小鱼际处，锤柄尾端露出手掌1～1.5厘米，以中指和拇指夹持锤柄，食指按住锤柄中段。
2. 以右手中指、无名指和小指将锤柄末端固定于手掌小鱼际处，锤柄尾端露出手掌1～1.5厘米，以食指和拇指扶持锤柄，拇指按于锤柄之上。（图2-45）

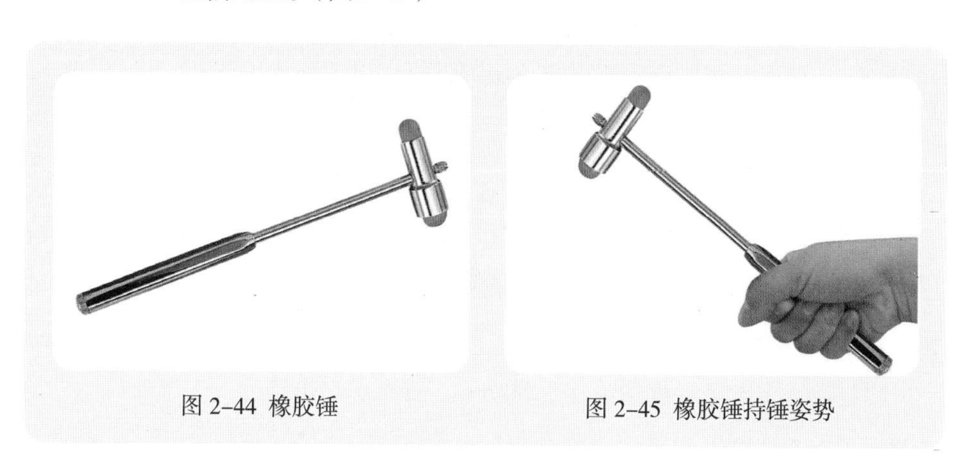

图 2-44 橡胶锤　　图 2-45 橡胶锤持锤姿势

（三）弹打手法

持锤弹打时，右手以正确姿势握锤柄，然后找准穴位，用腕力进行弹打，要求锤头垂直于皮肤，不要斜向刨打。急起急落，每分钟弹打120～180次，要慢快均匀，有节奏感。

（四）锤打反应

一般患者在锤打后，局部有酸麻或灼热、鼓胀感，有时也有些轻度疼痛。有些部位初打时感觉不明显，应继续叩打，只有出现上述感觉时，疗效才好。

（五）禁忌证

用橡胶锤疗法比较简单安全，一般没有绝对禁忌证，但在下列情况下应当禁用。

1. 对急性传染性疾病或炎症急性期不宜单独采用。
2. 严重器质性疾病、高度贫血症、严重心脏病及癌症晚期者不宜使用。
3. 弹打后容易出血的疾病，如血友病、血小板减少性紫癜、过敏性紫癜等患者应禁用。有内脏出血，如咯血、衄血、便血和外伤性大出血的疾病，应避免弹打出血部位、以防弹打震动后加重出血。
4. 妇女怀孕期应慎用，有习惯性流产史的孕妇应禁用。
5. 各种皮肤病、疖疮，应避免患部弹打，以免病势扩散。

（六）注意事项

应尽量使患者精神集中，全身肌肉放松，消除顾虑，心情舒畅的配合治疗。治疗前，让患者排净大小便，暴露肌肤或只穿1～2件单衣。治疗时要灵活地运用橡胶锤手法，做到全神贯注，手到眼到，眼到意到，手法轻重快慢适宜。弹打后，多数患者感到治疗部位有酸、麻、胀、热感，或有出凉气、抽动以及出现皮肤红润等现象，少数患者有皮下瘀血或全身出汗、发热等反应。对此，不必紧张，无须处理，很快会自行恢复正常。皮下出血可在一周内慢慢消失，弹打后个别患者症状加重时，还可继续弹打，一般2～3天后，加重的症状会自行消失，随之病情也好转。

由于橡胶锤操作比较简单，因此学会使用橡胶锤是非常容易的，患者可以自己用橡胶锤弹打，以解除病痛。

除以上各治疗方法外，本书还根据各病的具体情况，介绍了手部按摩法、穴位贴敷疗法、药物贴脐疗法、中成药疗法、刮痧疗法、气功疗法及饮食辅助疗法等。详见第二章。

Chapter

{ 3 }

第三章

常见胃痛病症的10分钟缓解术

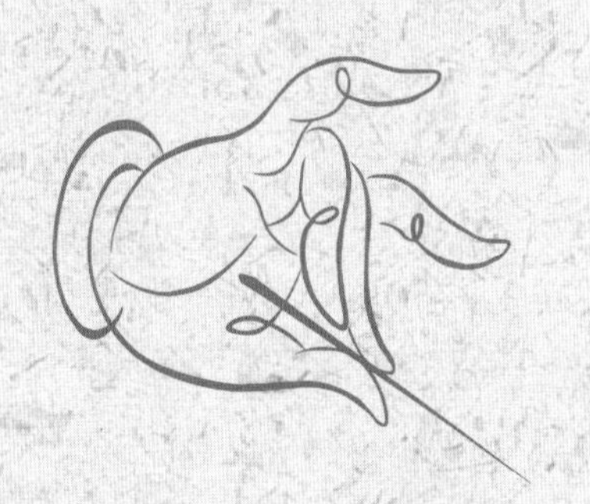

一、急性胃炎

急性胃炎是指由各种原因所致的胃黏膜急性炎性变化。多由于饮食不洁或暴饮暴食或服用刺激性药物而引起。

（一）临床表现

临床主要表现为突发性上腹部不适、疼痛、恶心呕吐、食欲不振等。因常伴有肠炎而多有腹泻，严重者可有发热、恶寒、脱水等症。往往在上腹部或脐周有明显的压痛。

（二）10分钟缓解术

1 热敷法

用热水袋或热敷灵等能发热的物品放在腹部疼痛的位置做热敷，时间为10分钟。注意调节温度，不要烫伤。

2 自我按摩

(1) 按揉足三里穴

部位　足三里穴在外膝眼下四横指，胫骨缘向外拇指一横指。（图3-1）

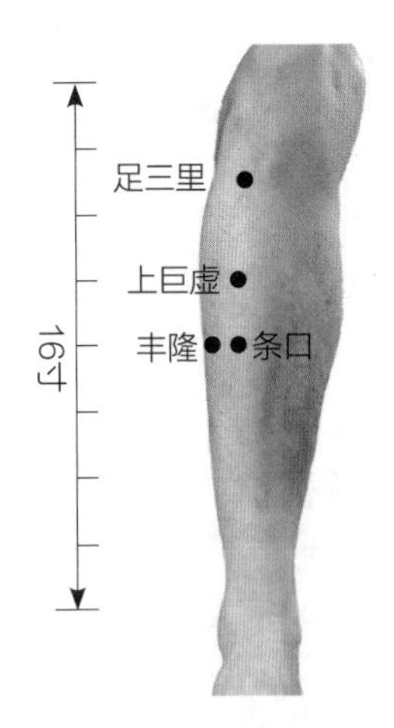

图 3-1 足三里

操作法　用双手拇指指端同时按揉双侧足三里穴3分钟，以穴位局部有酸胀感并向足外踝放散为好。

(2) 点中脘穴

部位　中脘穴在腹正中线上，脐与剑突连线的

中点。（图3–2）

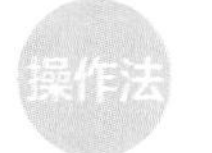

用拇指或大鱼际置于中脘穴，随着呼吸，逐渐用力向下按压，至患者感到上腹部闷胀时，再持续按压2分钟，然后松手，以患者有温热感并传至腹内为好。（图3–3）

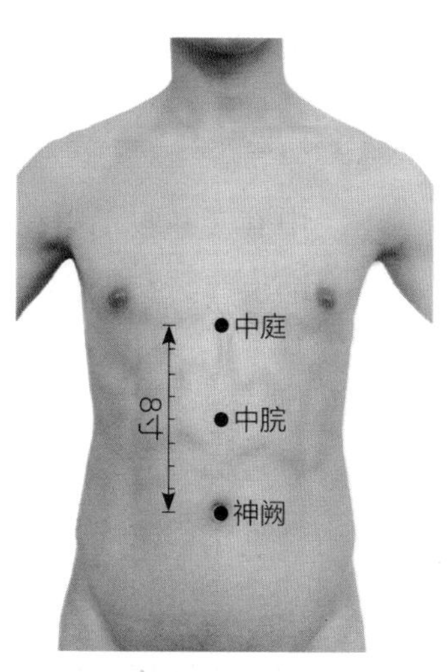

图 3–2 中脘穴

③ 按揉内关穴

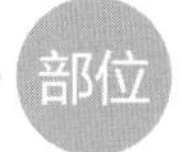

内关穴在腕横纹中点上两寸，两肌腱之间。（图3–4）

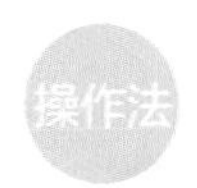

用拇指端按揉穴位2分钟，使局部产生酸胀感，最好同时配合深呼吸。此法尤其适用于伴有恶心呕吐者。

④ 摩腹法

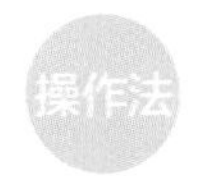

患者仰卧，将双手搓热后，以一手掌贴于胃脘部顺时针揉摩3分钟。（图3–5）

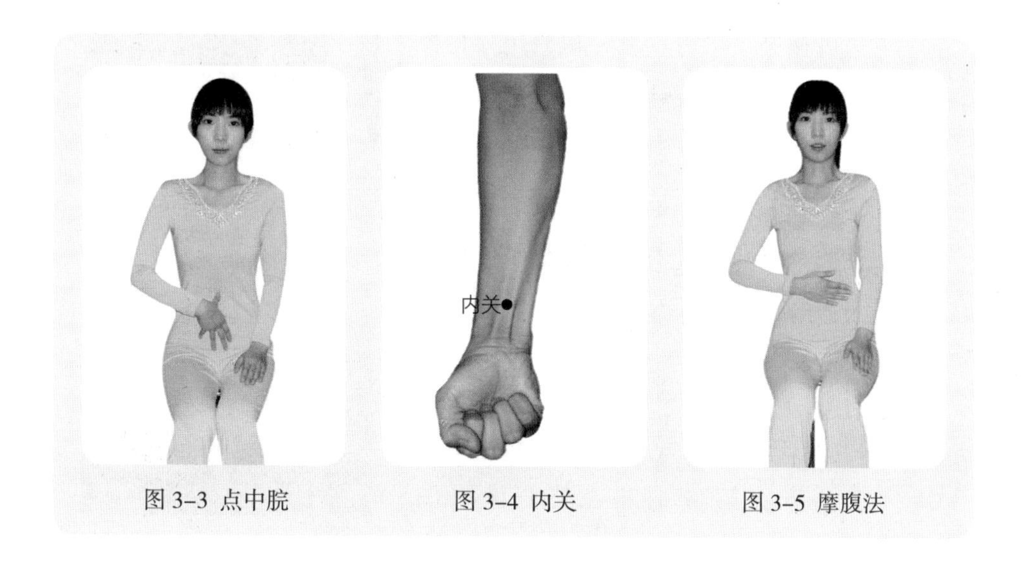

图 3–3 点中脘　图 3–4 内关　图 3–5 摩腹法

3 推拿疗法

(1) 腹部穴位推拿

部位

中脘穴在腹正中线上，脐与剑突连线的中点，天枢穴在脐旁2寸处，左右各一穴。(图3-6)

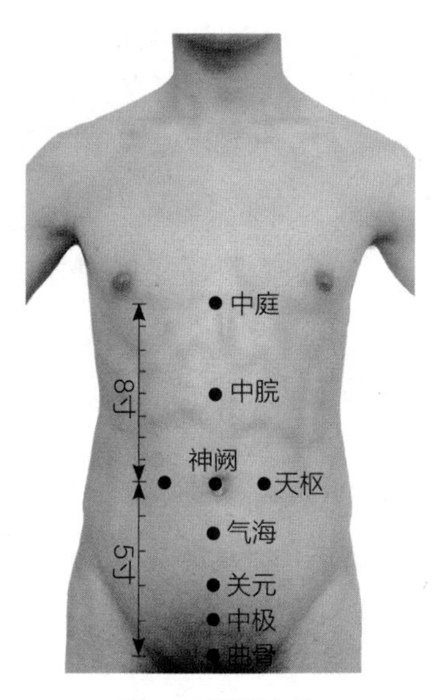

图 3-6 腹部穴位

操作法

患者仰卧，术者坐其右侧，先用一指禅推法、摩法在上腹部或下腹部往返治疗，使热量渗透于胃脘部位，约5分钟；然后按揉中脘穴、天枢穴，时间约5分钟。

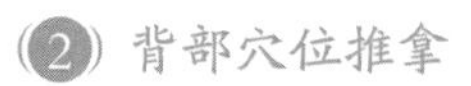

(2) 背部穴位推拿

部位

背部脊柱两旁沿膀胱经顺序而下。重点穴位是肝俞、胆俞、脾俞、胃俞、三焦俞，其位置分别在第9～13胸椎棘突下旁开1.5寸处。(图3-7)

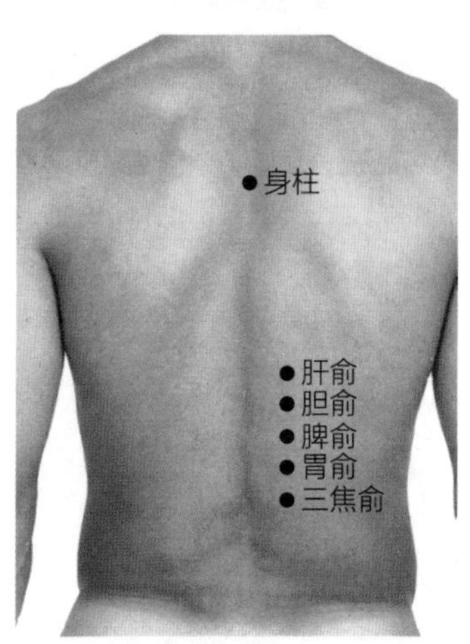

图 3-7 背部穴位

操作法

患者俯卧。术者立其一侧，用一指禅推法，从背部脊柱两旁沿膀胱经由上而下至三焦俞，往返4～5次，然后用揉按法在肝俞、胆俞、脾俞、胃俞、三焦俞治疗，凡有明显压痛处，作为重点治疗，时间约10分钟。

(3) 肩、前臂、手部穴位推拿

部位

肩井穴在大椎与肩峰连线的中点，合谷穴在第2掌骨中点桡侧缘。(图3-8～图3-10)

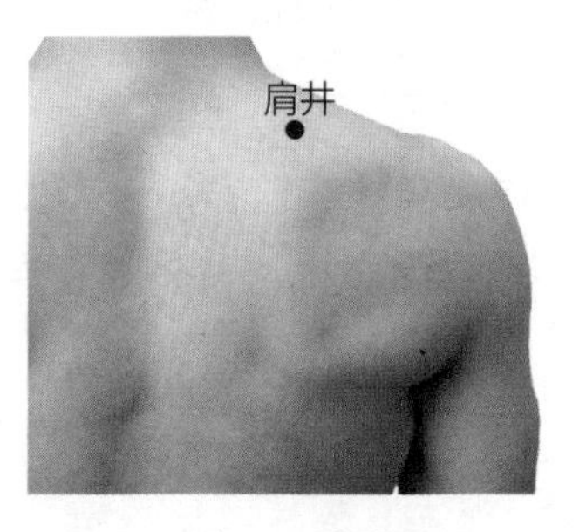

图 3-8 肩井

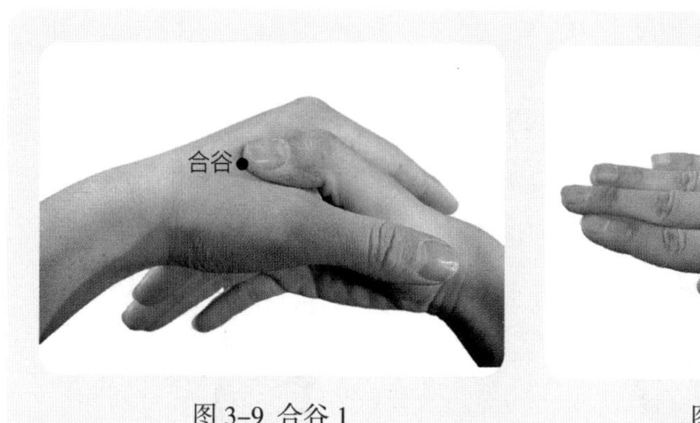

图3-9 合谷1

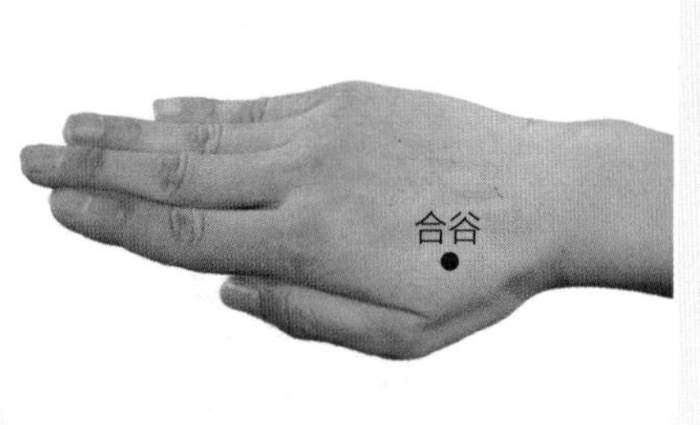

图3-10 合谷2

操作法 患者坐位。拿肩井并沿臂肘向下，在内关、合谷等穴做较强的刺激。然后搓肩臂由上向下往返数次，10分钟。

④ 擦两胁

操作法 患者坐位。术者站其身后，用双手掌由上而下擦两胁部。反复操作10分钟。（图3-11）

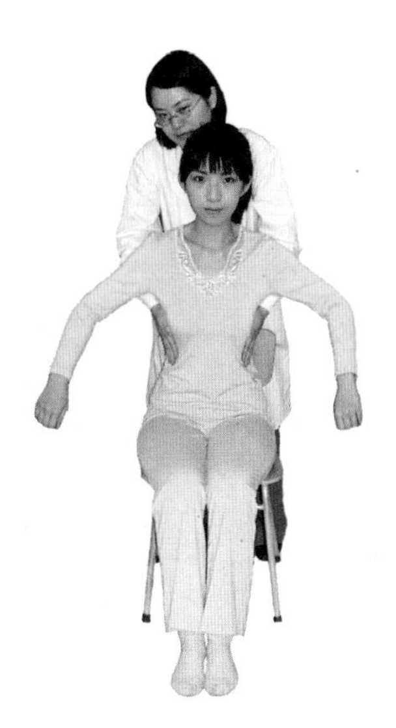
图3-11 擦两胁

4 手部按摩疗法

反射区 胃肠点、胃、肠、胰区。（图3-12）

操作法 用拇指端按抚胃、肠、胰脏区域，尽量用力深透，使局部产生明显的酸痛感，每个反射区按摩2～3分钟。

5 足部按摩疗法

胃、肠、腹腔神经丛。（图3–13、图3–15）

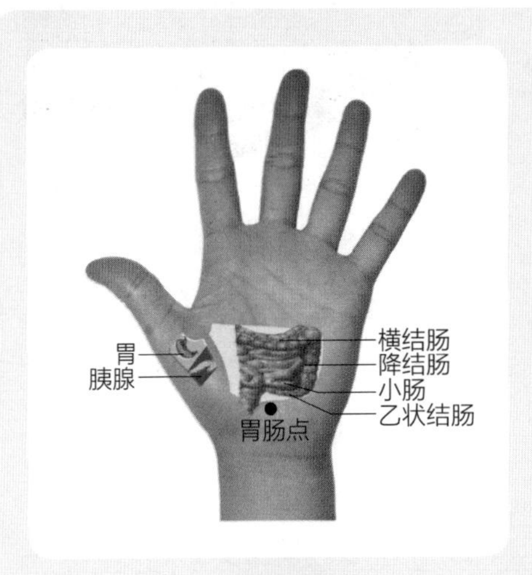

图 3–12 手部按摩反射区

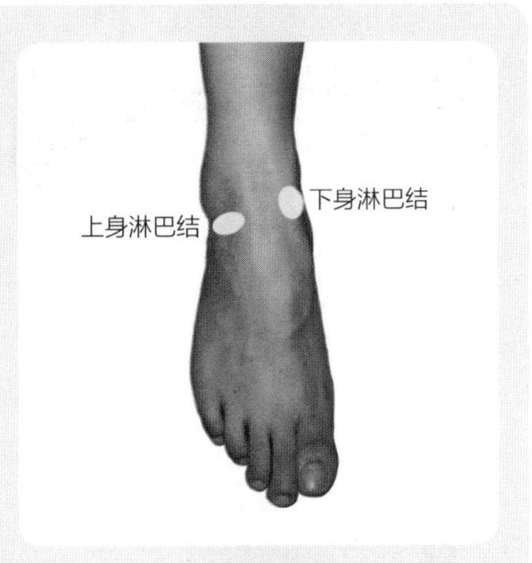

图 3–13 足部按摩反射区 1

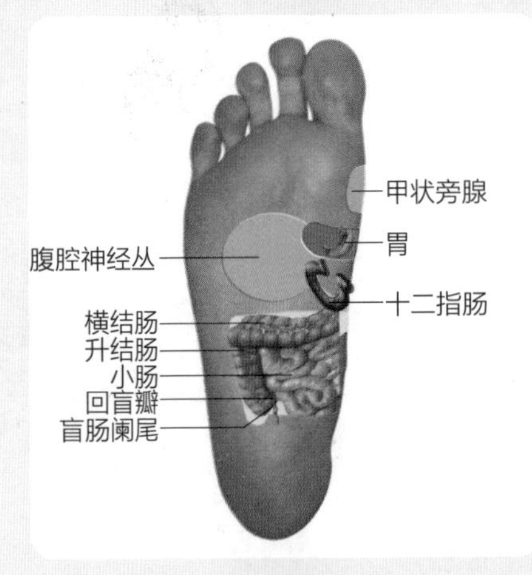

图 3–14 足部按摩反射区 2

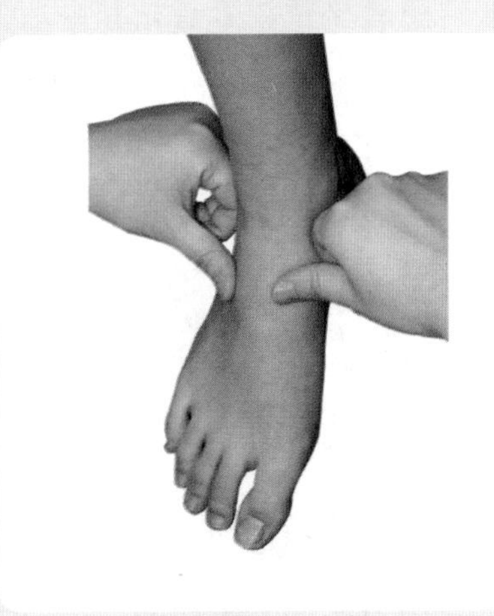

图 3–15 足部按摩法

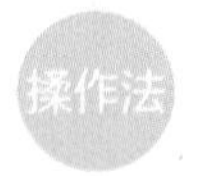

患者坐位或半卧位。将脚放在床上或方凳上。术者以一手持脚，另一手半握拳，食指弯曲，以食指第一指间关节顶点施力，由脚趾向脚跟方向顶按并压刮4～6遍，使患者足部产生明显的酸痛感，7分钟左右。

甲状旁腺，上身淋巴结，下身淋巴结。

操作法 患者取坐位或半卧位，术者用食指关节弯曲部找到反射区后，逐渐加力按压，达到有酸胀感时松指，反复操作2～3分钟。

6 灸法

(1) 艾条温和灸

部位 中脘穴，天枢穴，足三里穴。

操作法 将艾条的一端点燃，对准穴位，距皮肤2～3厘米，使局部有温热舒适感，灸10分钟，至皮肤潮红。

(2) 艾条雀啄灸法

部位 中脘穴，合谷穴，足三里穴。

操作法 将艾条的一端点燃，对准穴位，距皮肤约1厘米。当患者穴位处有灼烫感时，将艾条远离穴位，随即又对准穴位，如前施灸，像小鸟啄食一样，一起一落时近时远地进行，时间为1分钟左右，注意不要碰到皮肤。灸至皮肤明显发红。

(3) 隔姜灸法

部位 中脘穴，梁门穴（在中脘穴旁开2寸处，左右各一穴）。

操作法 患者仰卧，暴露上腹部。术者取直径2厘米、厚约0.2厘米的鲜姜片，用针穿数孔，放在中脘、梁门穴上，然后置艾炷于姜片上并在顶端点燃，当患者感觉灼烫时，用镊子将艾炷取下，另换一炷灸之。每穴灸5～7壮，时间为10分钟左右。

④ 灯火灸法

部位 中脘穴，内关穴，足三里穴。

操作法 取灯心草一根，蘸植物油并使之浸渍1寸左右，点燃后，快速点触于穴位上，一触即离去，并听到“叭”的一声爆响，此称一壮，每穴灸一壮。如果没有听到爆响声，应重灸1次。灸后局部皮肤稍微灼伤，偶尔也可起小水泡，一般3～4天后，水泡可自然吸收而消失。每次共约10分钟。

7 拔罐法

① 拔中脘穴

部位 中脘穴。

操作法 经皮肤消毒后，先用三棱针在中脘穴点刺2～3下，然后用闪火法在中脘穴上拔罐，留罐5～10分钟。

② 拔胃俞穴

部位 胃俞穴。

操作法 患者俯卧位。术者先在患者胃俞穴附近寻找压痛点，然后在此点上，经皮肤消毒后，先用三棱针点刺2～3下，再用闪火法将火罐拔在点刺的穴位上，留罐5～10分钟。

8 耳穴按压疗法

部位 主穴胃、贲门、神门、交感。
配穴食管。（图3-16）

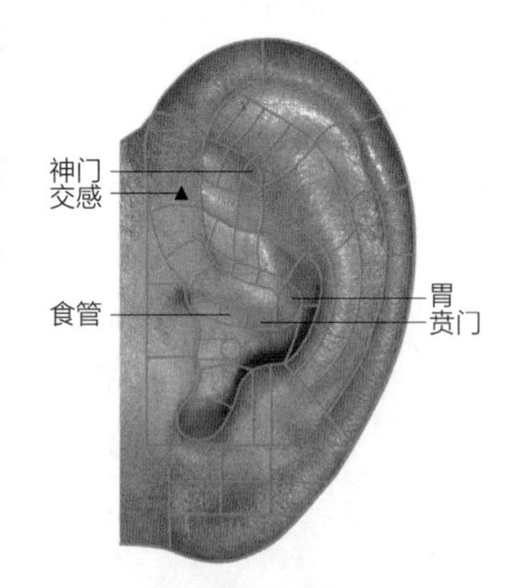

图 3-16 耳穴

操作法

患者正坐位，将耳暴露于明亮自然光下。术者往往可以观察到患者的耳部胃区有充血、红晕，用探棒压此部位患者会有明显的压痛感，再继续在此选穴位上寻找压痛敏感点2～3个，局部用酒精消毒或湿布擦干净，将王不留行籽或绿豆半粒置于5毫米见方的胶布上，将胶布粘贴于所寻到的压痛敏感点处，用拇、食指按压各穴共10分钟。

也可患者本人将手洗干净，用手的拇指与食指按揉或切捏。

9 指针疗法

部位

中脘穴，内关穴，足三里穴，梁丘穴（在髌骨外上缘上2寸凹陷处）。（图3–17）

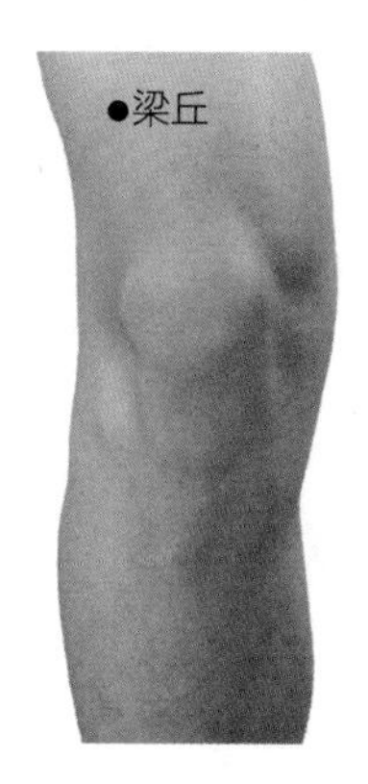

图 3–17 梁丘

操作法

患者仰卧位，术者拇指揉按中脘、足三里、内关，每穴揉120次，约5分钟，然后再用扪法，每穴1分钟，亦可揉扪法交替运用，使患者穴位局部产生酸胀麻感。若在足三里、内关产生发散感，上腹部有温热感，则效果更佳。如果胃脘疼痛剧烈，可扪按梁丘穴，用力由轻渐重，使患者感到酸胀，并有放散感。待疼痛缓解后，逐渐减轻力量，再行揉法1分钟。

10 皮肤针疗法

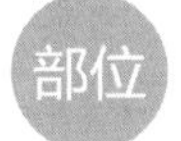

第5～12胸椎两侧，中脘穴，内关穴，足三里穴。

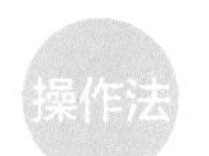

患者俯卧位。术者先沿脊椎两旁仔细检查有无结节、条索及压痛点等阳性反应。先经皮肤消毒，然后持皮肤针叩打脊柱两侧，自上而下，着重叩打阳性反应处，叩打要轻，以皮肤微红为度，约4分钟。然后让患者仰卧位，依次用重刺激叩打内关、中脘、足三里，以穴位局部隐隐出血为宜，每穴2分钟。

11 穴位贴敷疗法

(1) 吴茱萸散

药物 吴茱萸5份、白胡椒2份、丁香1.5份、肉桂1.5份。

部位 中脘，胃俞。

操作法 将上列药共研细末备用。取药粉10克加酒炒热，分贴穴位上，敷盖纱布，用胶布固定，约10分钟后取下。

(2) 白芥子细辛丸

药物 白芥子40克、细辛10克、甘遂10克、延胡索10克。

部位 足三里穴、中脘穴、脾俞穴、胃俞穴。

操作法 将上列药共研细末，用生姜汁调和成丸，如花生米大，药心放入少许麝香，贴于穴位，覆盖纱布，用胶布固定。约10分钟，待局部有热感或蚁行感，将药取下。

12 药物贴脐疗法

(1) 白姜膏

药物 生姜60克，四季葱白30克，鸡蛋清（1个），面粉30克。

操作法 先将生姜、葱白洗净共捣烂为泥，再加入鸡蛋清、面粉，调和成团，放在碗中，蒸熟，用纱布包裹药泥，趁热敷于患者脐中，外用厚毛巾覆盖，上加热水袋熨之，反复热熨，待疼痛缓解，身上微出汗时取下药团。时间约为10分钟。

(2) 止痛散

药物 香附、元胡各15克，广木香、九香虫各9克，高良姜15克，干姜6克。或加冰片1.5克。

操作法 将上列药共研细末备用。取药粉15克，撒入脐中，也可用白酒调成糊敷于脐中，上盖纱布，用胶布固定，约敷10分钟，而后取下。

(3) 炒艾叶

药物 艾叶一把。

操作法 将艾叶揉碎成绒，连同碎末，加酒炒热。用纱布包裹，敷于肚脐上，外加热水袋熨之，直到疼痛缓解为止，时间约为10分钟。

13 中成药疗法

(1) 藿香正气丸

服法 水丸，成人口服6克；蜜丸，每服1丸；酒水剂每服5～10毫升。温水送服。

适应证 急性胃炎出现的呕吐，脘腹胀痛，伴发热恶寒，周身酸痛。此药适于暑天外感所致的急性胃炎。

(2) 良附丸

服法 水丸每服3～6克，温开水送下。

适应证 胃脘冷痛，得热痛减，恶心呕吐，为感受寒邪所致的急性胃炎。

③ 五积丸

服法 每服6～9克，温开水送下。

适应证 脘腹胀痛，恶心呕吐，食后更甚，不思饮食，大便不爽或泄泻。

14 刮痧疗法

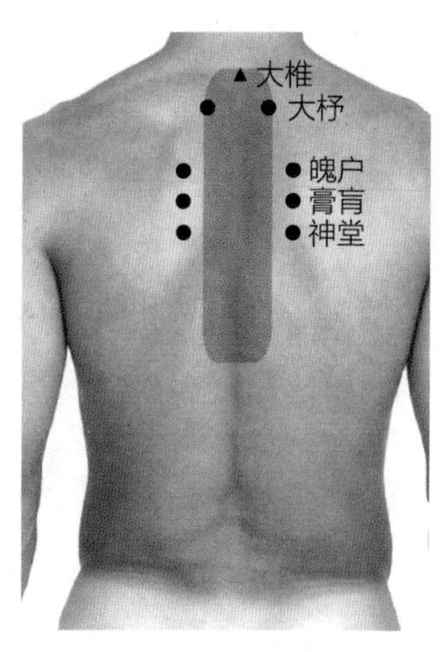

图 3-18 刮痧疗法部位 1

部位 中脘穴，梁门穴，温溜穴，内关穴，合谷穴，足三里穴。（图3-18～图3-21）

操作法 患者正坐位。术者先在患者背部涂润滑剂，取刮板以45°倾角平面朝下刮拭，先刮中间，后刮两侧，手法中等，以患者微感疼痛为度。用力要有节奏，勿时轻时重，忽快忽慢。然后用同样方法分别刮拭中脘穴、梁门穴及周围，再刮内关穴、合谷穴、足三里穴。每穴2分钟。

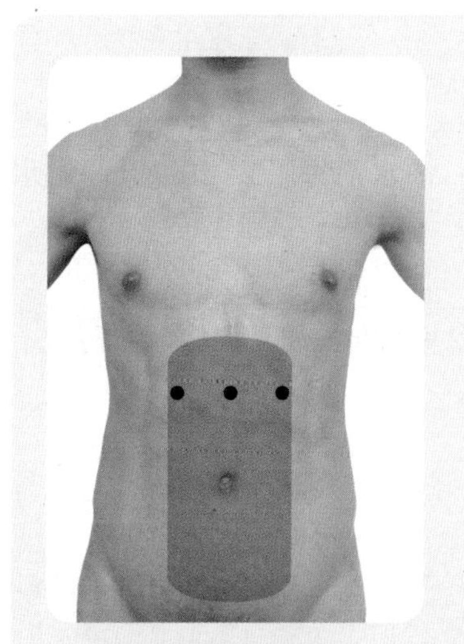
图 3-19 刮痧疗法部位 2

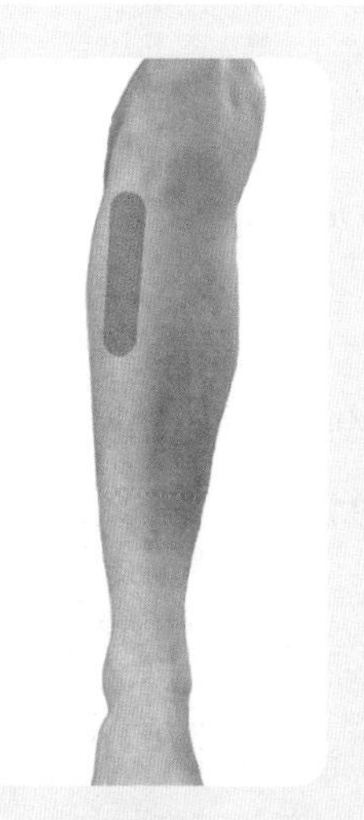
图 3-20 刮痧疗法部位 3

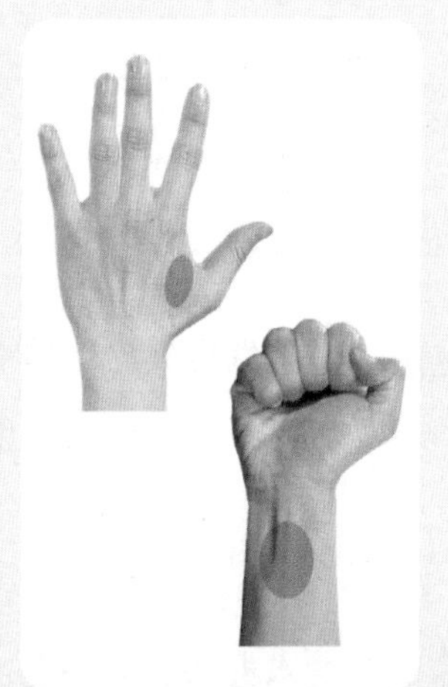
图 3-21 刮痧疗法部位 4

⑮ 饮食辅助疗法

(1) 洋白菜粥

用料 洋白菜500克，粳米50克。

制法 洋白菜洗净，切碎煮半小时，捞出菜用米煮粥。

服法 当粥食用。

(2) 辣椒叶鸡蛋汤

用料 新鲜辣椒叶60～90克、鸡蛋两个。

制法 先将鸡蛋用花生油煎黄，加水一碗半，放入辣椒叶共煮汤，用食盐及佐料调味。

服法 当汤饮，可作佐膳。

(3) 胡椒红枣方

用料 红枣5枚，白胡椒5粒。

制法 红枣5枚去核，在每个红枣内放白胡椒1粒，煮饭时放在饭面上蒸热。

服法 吃枣。

二、慢性浅表性胃炎

慢性浅表性胃炎是一种慢性胃黏膜浅表性炎症。多由于急性胃炎治疗不及时或不彻底而转变成的，或由于长期食用对胃有刺激性的食物和药物，或口鼻部病灶的细菌吞入胃内等原因而引起。其中部分患者可发展为萎缩性胃炎。

（一）临床表现

临床表现无特征性，多为慢性消化不良症状，如上腹部隐痛不适，饭后饱胀、嗳气，少数患者可有食欲减退、反酸、恶心、呕吐等。有胆汁反流者，上述症状可较明显且可能呕吐苦水，伴有胃糜烂者可出现呕血及黑便。部分患者可有上腹部轻度压痛。

（二）10分钟缓解术

1 热敷法

用热水袋或热敷灵等能发热的物品放在腹部疼痛的位置做热敷，注意调节温度，不要烫伤。约敷10分钟。

2 自我按摩法

① 搓涌泉穴

部位 涌泉穴在足底（去趾）的前1/3，即足趾跖屈呈凹陷处。（图3–22）

操作法 用拇指指腹向足趾方向推搓双侧涌泉穴，用力应由轻到重，每穴搓1分钟。（图3–23）

② 搓三阴交穴

部位 三阴交在内踝高点上3寸，胫骨内侧面后缘。（图3–24）

操作法 用拇指指腹搓揉双侧三阴交穴，用力由轻到重，然后再减轻力量，每穴搓2分钟。

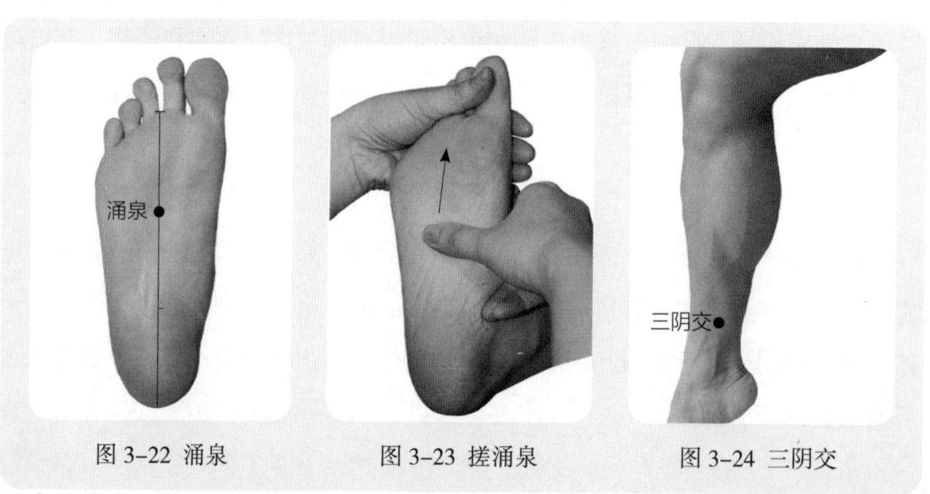

图 3–22 涌泉　　图 3–23 搓涌泉　　图 3–24 三阴交

(3) 点掐内关穴、公孙穴

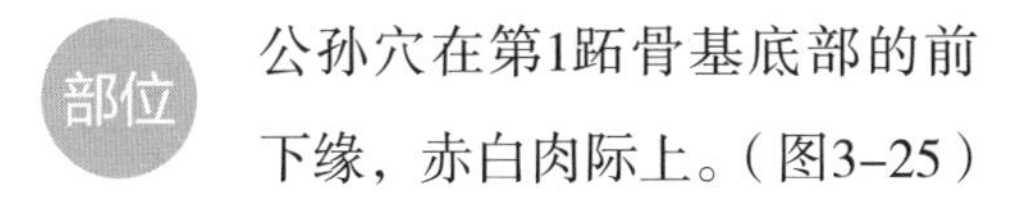

部位 公孙穴在第1跖骨基底部的前下缘，赤白肉际上。（图3–25）

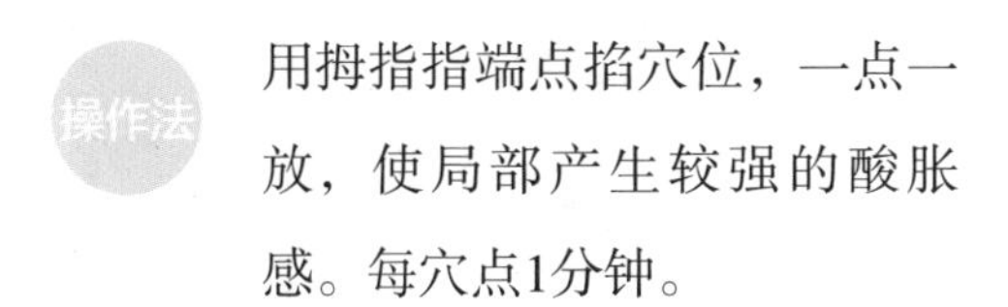

操作法 用拇指指端点掐穴位，一点一放，使局部产生较强的酸胀感。每穴点1分钟。

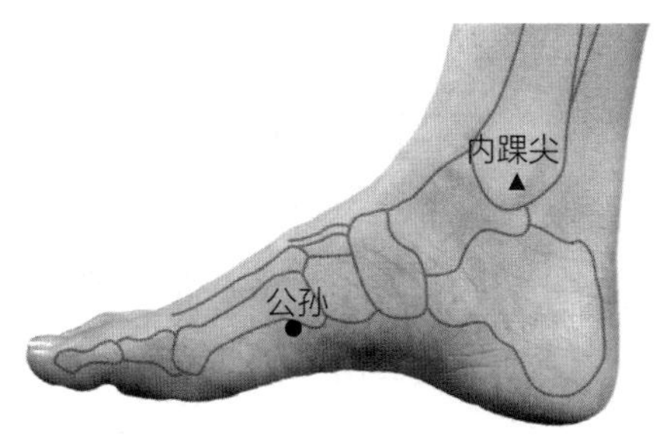

图 3–25 公孙

(4) 按揉足三里穴

部位 足三里穴。

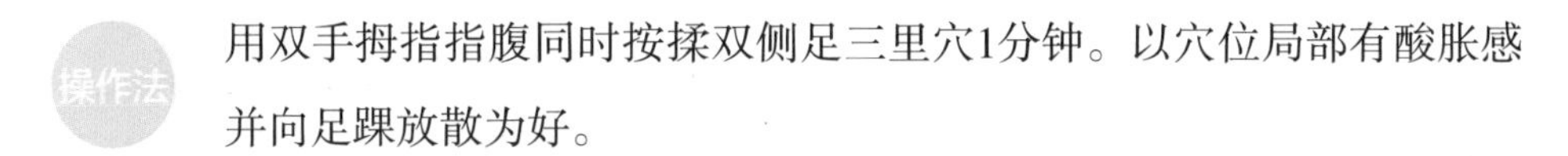

操作法 用双手拇指指腹同时按揉双侧足三里穴1分钟。以穴位局部有酸胀感并向足踝放散为好。

(5) 点中脘穴、梁门穴

部位 中脘穴、梁门穴。

操作法 将一手中指指端放在穴位上，呼气时，中指下压，吸气时则缓缓上抬，但不离开皮肤，反复操作2分钟。

(6) 摩腹法

部位 胃脘部。

操作法 患者仰卧位，一手掌面贴于胃脘部，另一手则用掌面贴于手背上，双手重叠，做顺时针方向的揉摩2分钟，至胃脘部有温热感。

3 推拿疗法

部位1 中脘穴、梁门穴、天枢穴。

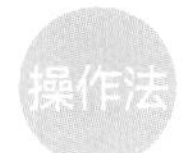

操作法 患者仰卧。术者用双手中指点梁门穴半分钟，然后用拇指点中脘穴及天枢穴各半分钟。用力由轻到重，再减轻力量。若患者腹部出现肠鸣，肛门有矢气放出，则腹部会有舒畅感。

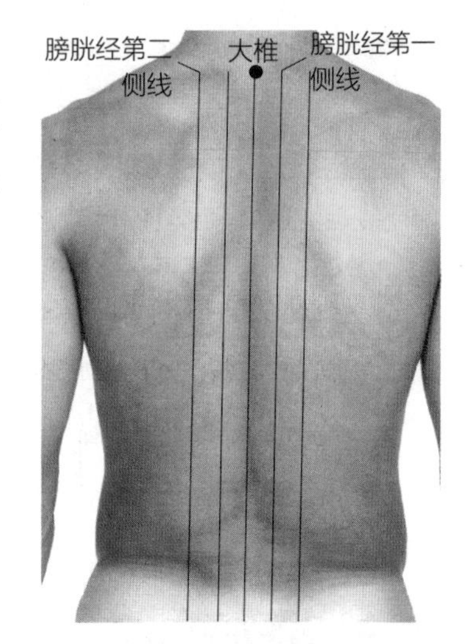

图 3-26 背部定位线

部位 2 背部正中线（即从大椎穴至长强穴的连线），膀胱经第一侧线、第二侧线。（图3-26）

操作法 患者俯卧。术者将双手的食指、中指、无名指、小指并拢，垂直放在患者背上，分别在以上部位从上向下拨弄3～5次，使表皮显出红色。或将手五指并拢成梅花针形，在以上部位由上而下分别轻快地像小鸡啄米似地啄击3～5遍。

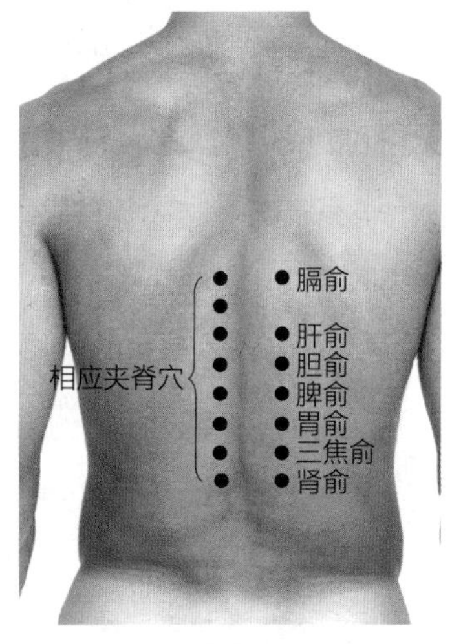

图 3-27 背部相应夹脊穴

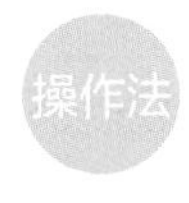

部位 3 背部相应夹脊穴（即第7胸椎至第2腰椎棘突下旁开0.5寸）、脾俞穴、膈俞穴、胃俞穴、肝俞穴、胆俞穴。（图3-27）

操作法 患者俯卧。术者以两手拇指端分置于两侧夹脊穴处，沿脊柱两侧自上而下有节律地进行点按，反复操作3～5分钟。然后用双手拇指分别在肝俞、胆俞、脾俞、胃俞、膈俞等穴位按压，用力由轻到重，每穴点半分钟。

部位 4 背部夹脊穴，即第1胸椎至第5腰椎棘突下旁开0.5寸。

操作法 患者俯卧。术者以单手或双手拇指及掌根部与其他四指对挤之力，将夹脊提而拿之，自上而下，边移边提，边提边拿，反复操作3～5分钟。施用本法时，不宜抓拧，不可损伤皮肤。（图3-28）

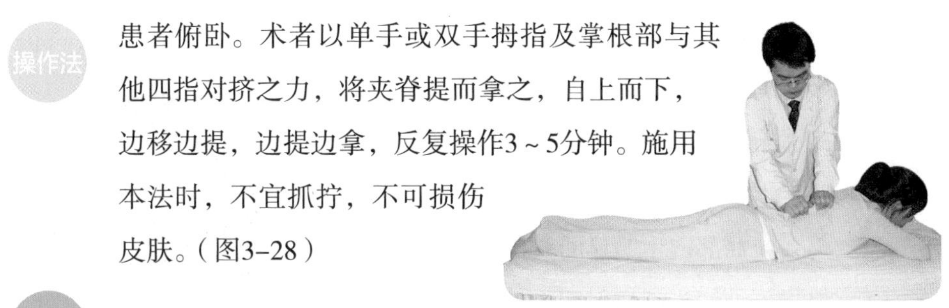

图3-28 夹脊提拿法

部位5 内关穴、公孙穴。

操作法 患者仰卧。术者左手拇指点掐患者右手内关穴，同时右手点掐患者左侧公孙穴，然后交替点掐相应部位，用力由轻到重，然后再减轻，每穴点掐半分钟。

部位6 足三里穴、三阴交穴。

操作法 患者仰卧。术者用拇指指腹按揉足三里和三阴交穴各1分钟。

4 手部按摩疗法

主要反射区 胃、横结肠、降结肠、乙状结肠、小肠、胰、胃脾大肠区。（图3-29）

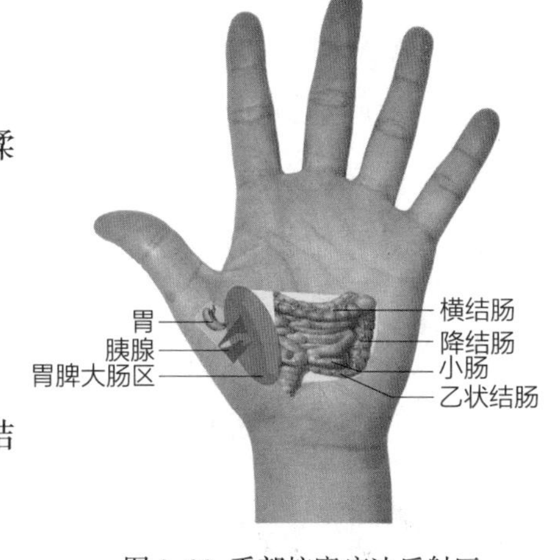

图3-29 手部按摩疗法反射区

操作法 用拇指指端点揉以上各反射区，用力由轻到重，使局部产生酸胀感，并维持约2分钟；或用点掐法一按一放反复操作3～5次，然后用拇指指腹按揉消化区5分钟。

5 足部按摩疗法

主要反射区 胃、十二指肠、腹腔神经丛、头。（图3-30、图3-31）

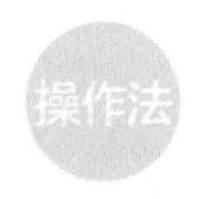

患者坐位，将脚放在床上，术者先以左手持脚，右手食指屈曲，以食指第一指间关节顶点施力，点按胃、十二指肠、腹腔神经丛反射区，均向脚跟方向用力，使局部产生明显的酸痛感，然后用拇指端点按头部反射区，采取一压一放的点按手法，操作8分钟。

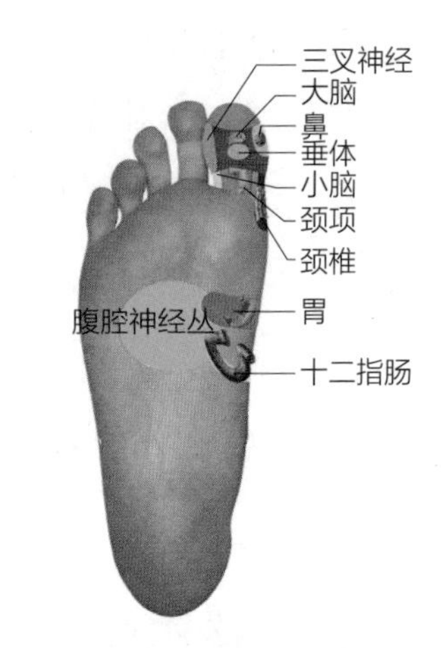

图 3–30 足部按摩疗法反射区 1

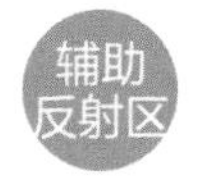

上身淋巴结、下身淋巴结。（图3–31 ~ 图3–33）

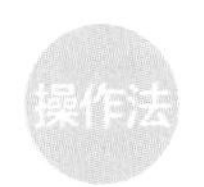

用双手食指的指间关节顶点，点按上身淋巴结、下身淋巴结，用力由轻到重，以有明显的酸胀感而无刺痛为宜，一按一松反复操作10次，时间为2分钟。

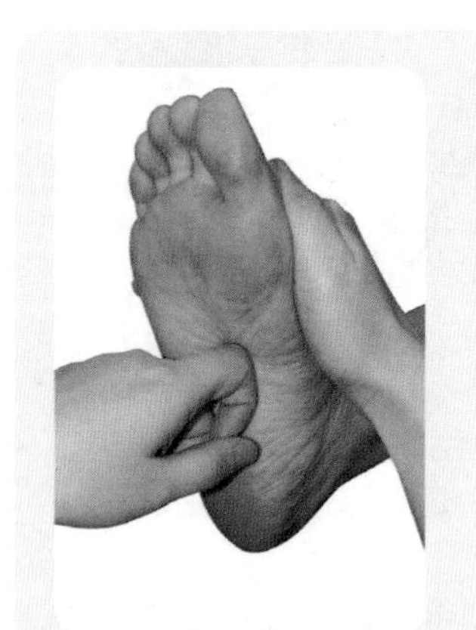

图 3–31 足部按摩疗法 1

上身淋巴结
下身淋巴结

图 3–32 足部按疗法反射区 2

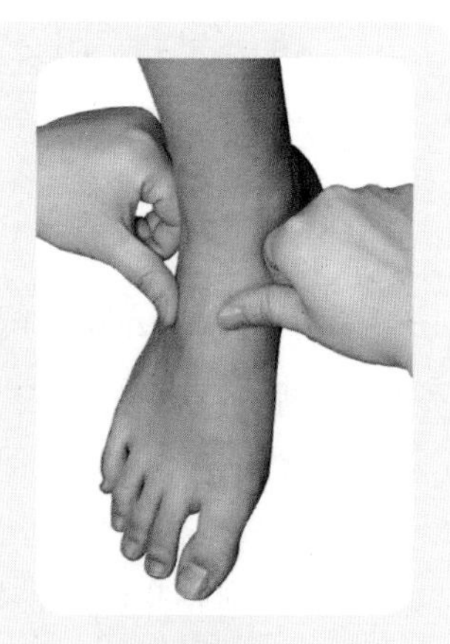

图 3–33 足部按摩疗法 2

6 灸法

（1）艾条温和灸法

部位 中脘穴、胃俞穴、足三里穴。

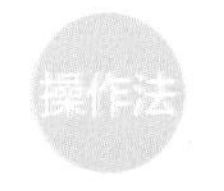

患者先俯卧。术者将艾条的一端点燃，对准胃俞穴，距皮肤约2～3厘米，使局部有温热舒适感而不灼烫，灸至皮肤发红，约5分钟。然后改仰卧，用同法灸中脘与足三里穴各2.5分钟。

(2) 艾炷隔姜灸法

部位 中脘穴、梁门穴。

操作法 患者仰卧。术者将鲜姜切成直径约2厘米、厚约0.2厘米的薄片，用针在其上穿数孔，分别置于中脘与梁门穴上，然后放莲子大的艾炷于姜片上，并点燃顶端，当局部感觉灼烫时，用镊子将艾炷取下，另换1炷，每穴灸5～7壮。

7 拔罐疗法

(1) 留罐法

部位 中脘穴、大椎穴、脾俞穴。

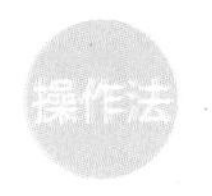

患者仰卧。术者取口径约3厘米的火罐，用闪火法在中脘穴上拔罐，留罐20分钟。然后令患者改俯卧，用上法分别在大椎和脾俞穴各拔1罐，亦留罐10分钟。

(2) 刺络拔罐法

部位 中脘穴、肝俞穴、胃俞穴。

操作法 患者仰卧，术者先用三棱针在中脘穴上点刺1～2下，然后取口径约3厘米的火罐，用闪火法在穴上拔罐，留罐10分钟，出血少量。然后令患者改俯卧，用上法在肝俞与胃俞穴拔罐10分钟。

8 耳穴按压疗法

部位 主穴：胃、神门、脾、肝。配穴：胰胆、腹、交感。（图3–34）

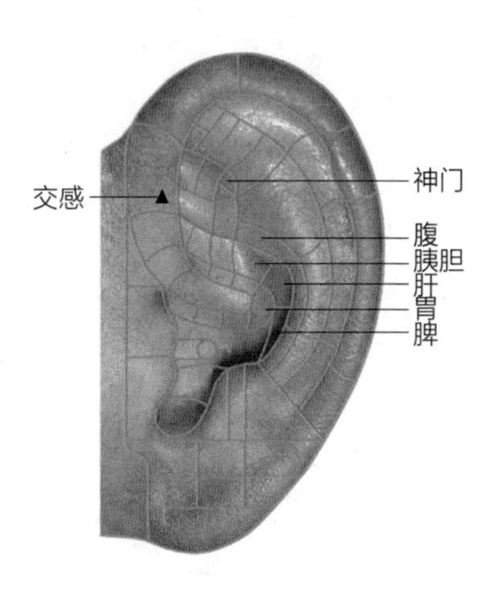

图 3–34 耳穴

操作法 患者取坐位。术者在耳部此选穴位处寻找压痛敏感点，慢性浅表性胃炎的患者往往在耳穴的胃区，可见到有白色的片状出现，部分有皮肤增厚的现象，多数患者在此处有明显的压痛。找到压痛敏感点2～4个之后，将王不留行籽或半粒绿豆置于5毫米见方的胶布上，在耳穴局部消毒后，将粘有药粒的胶布贴于穴位敏感处，用拇、食指揉按3分钟，隔5分钟，再揉按3分钟。若症状不重，也可用手直接揉按耳部各穴，或用圆头（钝头）小木棒触压穴位敏感点，揉按时一压一松，节律要均匀。用力以患者能忍受为度，按揉触压10分钟左右。

9 指针疗法

部位 中脘穴、内关穴、足三里穴、脾俞穴、胃俞穴、肾俞穴（在第2腰椎棘突下，正中线旁开1.5寸）。（图3–35）

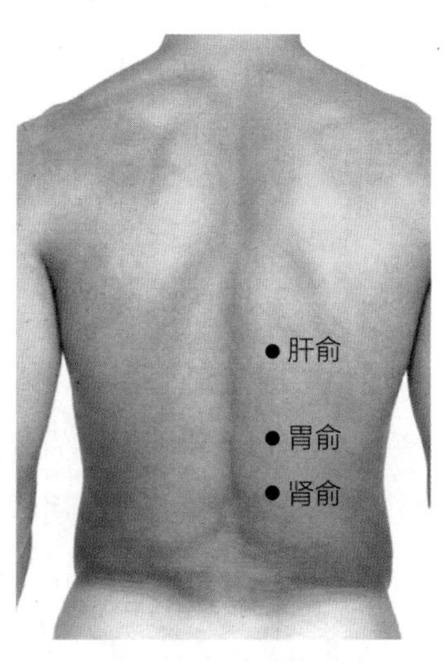

图 3–35 肝俞、胃俞、肾俞

操作法 患者先仰卧位，术者用拇指操作，分别采用揉法揉按中脘、内关、足三里3个穴位，然后用扪法，如疼痛较重，改用拇指行切法，手法先重后轻。待疼痛缓解后，令患者改俯卧位，两手拇指分别揉脊椎旁开1.5寸（膀胱经第一侧线）各穴，着重在脾俞、胃俞、肝俞三穴上，平揉与扪按交替使用，使患者穴位局部有酸胀温热感，胃中有舒适感，一般操作10分钟，可以反复操作。

10 皮肤针疗法

部位 胸椎5～12两侧旁外3寸、1.5寸处，上腹部，中脘穴、内关穴、足三里穴。

操作法 患者俯卧位。术者在患者的脊柱两旁寻找结节、条索及压痛点，浅表性胃炎的患者可在胸椎两旁出现较明显的压痛点。先作皮肤消毒，然后持梅花针由上往下中度叩打背正中线旁开1.5寸处，叩打到第12胸椎处，再由下向上沿脊柱旁开3寸处打，以皮肤出现潮红，但不出血为度，患者也不感到特别疼痛。术者用梅花针分别叩打上腹部压痛点——中脘、内关、足三里三穴，手法要轻，以穴位局部皮肤微红为度，患者不感到疼病。一般前后共操作10分钟即可。叩打时间不宜过长。

11 橡胶锤疗法

部位 上腹部；第5～12胸椎，第1～3腰椎旁开0.5寸、1.5寸及3寸处，中脘穴、关元穴、气海穴、足三里穴。

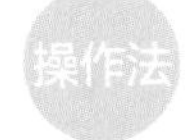

各部位锤打分述如下。

背部：患者取坐位或俯卧位。术者持锤由上而下先锤打脊柱旁开0.5寸处，继而在锤打旁开1.5寸处，最后锤打旁开3寸处。锤打时，手法不要过重，用力要均匀柔和，时间为3分钟。

腹部：患者仰卧位，术者先从剑突下沿左右两侧肋骨下缘向两侧各打2条线。都是起自剑突，止于两边，再从脐上水平线自左向右弹打2条线，然后再从上腹正中线依次弹打左右旁开各6条线（图3-36）。要求弹打时用力要轻，手法均匀柔和。时间为3分钟。

在分别弹打完背部及腹部各线之后，再分别弹打中脘、关元、气海、足三里四穴，每穴1分钟，用穴不宜过重，以患者感到舒适为宜。

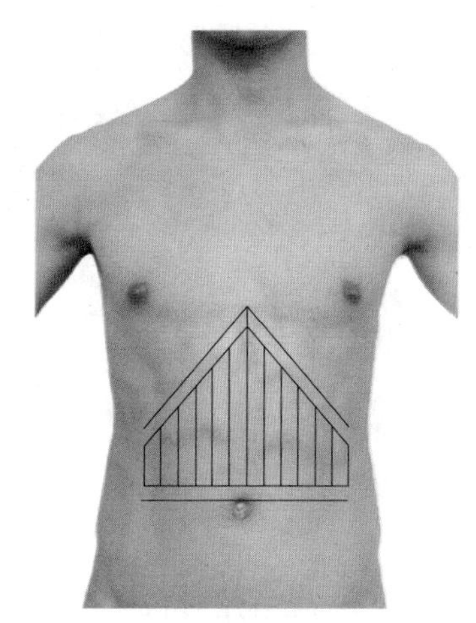

图 3-36 腹部橡胶锤部位

12 穴位贴敷疗法

(1) 胃痛糊

药物 川椒150克、炮姜100克、生附子100克、檀香100克、苍术200克。

部位 中脘穴，足三里穴，脾俞穴，胃俞穴。

操作法 将上药共研细末，贮存备用。在使用时取药末30克，用生姜汁调和成糊状，贴在中脘穴、足三里穴或脾俞穴、胃俞穴上，上盖油纸或塑料布。用胶布固定。

(2) 仙人掌泥

药物 仙人掌适量。

部位 胃脘部疼痛处。

操作法 将仙人掌去刺，洗净，捣烂，用消毒纱布包好，敷于患处10分钟。

(3) 炒折耳根草

药物 炒折耳根全草30克。

部位 胃脘部疼痛处。

操作法 将折耳根草洗净晾干，切成细末，上火用桐油炒热，倒在纱布上包好，趁热敷于患处10分钟。

(4) 栀子附片糊

药物 栀子、附片，比例为1∶1。

部位 膻中穴。

操作法 将两味药共研细末、加白酒调成糊状，取适量贴于膻中穴，上盖油纸，用胶布固定，敷10分钟。

(5) 生姜面糊

药物 生姜20克、面粉80克。

部位 中脘穴、上脘穴。

操作法 生姜捣烂，加入面粉，用鸡蛋清调成糊，敷于中脘、上脘处，时间为10分钟。

13 药物贴脐疗法

(1) 白姜膏

药物 老生姜60克、四季葱白30克、鸡蛋清1个、面粉30克。

操作法 先将生姜、葱白洗净捣烂成泥，再加入鸡蛋清、面粉，调和成面团，放入碗中蒸熟。然后用纱布包裹药泥，趁热敷于患者脐部及中脘穴，外以厚毛巾覆盖，再加热水袋熨之，反复热熨，待疼痛缓解后取下药团，时间约为10分钟。

(2) 青黛饼

药物 青黛20克、雄黄15克、密陀僧30克、铅粉15克。

操作法 以上药物共研细末，用鸭蛋清两个调匀如饼，外敷于脐部，盖以纱布，用胶布固定。时间约为10分钟。

(3) 艾叶散

药物 艾叶适量。

操作法 将上药一把揉研成碎末，用酒炒热，纱布包裹，趁热敷于脐中，外用热水袋熨之，直至疼痛缓解。本方适用于疼痛较剧烈，且遇热疼痛减轻或缓解者。时间约为10分钟。

14 中成药疗法

(1) 保和丸

服法 成人每次口服6～12克，空腹口服，温开水送下。

适应证 胃脘满而疼痛，厌食，并伴有腹痛者。

(2) 香砂养胃丸（或冲剂）

服法 成人一次口服6克，空腹温水送下。若是冲剂，成人每次冲服1袋。

适应证 兼面色萎黄，倦怠乏力，脘腹胀满。

(3) 良附丸

服法 成人一次3～6克，温开水送服。

适应证 胃脘冷痛，得热缓解。

15 气功疗法

(1) 六字诀

姿势 两足开立与肩同宽，两膝放松似屈非屈，松腰塌胯，含胸拔背虚腋，沉肩坠肘，目向前平视，两唇微闭，舌抵上腭，屏息体会脉搏之跳动。

呼吸 姿势摆好后，呼吸微微如安睡状态。此时全身放松，只用鼻吸气，与此同时，两手从下丹田上提，手心朝上，右手继续上提至膻中，两手内旋，翻掌手心向下按，此时开始呼气，并读出呼字，同时左手下按；右手继续翻转，内外向上托起，并读“呼”字，右手托至额前上方、左于下按至左胯旁，至此一次呼吸尽。随即第二次吸气开始，右手心内旋使手心朝向面部，从面前徐徐落下，同时左手内旋使手心朝身体一侧沿腹胸上举，两手在胸前重叠，右手在外，左手在里，内外劳宫穴相对，然后左手上托，右手下按，做第二次呼气，并读“呼”字。

意守 在呼吸时，以意领气，沿足太阴脾经的运行路线走行，重复六次呼吸。时间为10分钟。

(2) 内养功

姿势 立势：两足并立与肩宽，全身放松（与六字诀姿势同）。也可坐势。

呼吸 用鼻吸气后停顿片刻，再把气徐徐呼出。可以只用鼻呼吸，也可口鼻兼顾。

意守 意念领气中守于小腹（丹田），时间为10分钟。

16 饮食辅助疗法

(1) 山药粳米粥

用料 山药120克（或干山药60克）、粳米100克。

制法 将药米一起煮成粥。

服法 当粥食用。

(2) 佛手柑粳米粥

用料 佛手柑15克、粳米100克。

制法 佛手柑15克、煎汤去渣（不宜久煮）备用，粳米100克与适量冰糖同煮为粥，粥成再加入佛手汁，微沸即可。

服法 当粥食用。

(3) 白胡椒炖猪肚方

用料 白胡椒15克、猪肚一个。

制法 白胡椒15克打碎。猪肚一个洗净去油，放入白胡椒，缝好切口处，文火将其炖烂，加食盐等调料。

服法 当菜食用。

(4) 牛奶鹌鹑蛋

用料 牛奶250克、鹌鹑蛋一个。

制法 牛奶煮沸，打入鹌鹑蛋再沸即成。

服法 空腹喝牛奶吃蛋。

(5) 甜奶粥

用料 牛奶或羊奶适量、粳米100克。

制法 先将粳米加水煮到八成熟，去米汤，加乳汁、白糖，同煮成粥。

服法 当粥食用。

⑥ 扁豆汁

用法 扁豆20～40克。

制法 扁豆洗净加水煎成浓汁。

服法 喝汤，每日2次。

⑦ 姜葱茶饮

用料 干姜3克，葱白2段，绿茶3克。

制法 上料共入保温杯，沸水冲泡。

用法 代茶频饮。

饮食原则

① 适当多吃一些能保护和提高胃黏膜抵抗力的食品，如动物肝脏、鸡蛋、瘦肉、胡萝卜；应多吃含蛋白质和铁较高而又易于消化的鸡蛋、乳类、鱼类等。在烹调上，肉类应切成细丝或肉末，做得软嫩些，以利于消化。

② 应忌吃或少食烈酒与过硬、粗糙的食物，以及过冷、过热、过酸、过辣、过咸等食物。

少吃高脂食品。面食较米饭好。大豆制品、生菜、蔗糖食后易产气，也应少吃。浓茶、咖啡尽量不喝。

③ 饮食要定时定量，节假日不例外，每日三餐，尤其不能少早餐。

④ 轻松稳定的情绪可促进消化液的分泌，有利于消化吸收。切忌生气时用餐，也不要在用餐时议论工作或家中不快之事，以免引起精神上的不快。

三、慢性萎缩性胃炎

慢性萎缩性胃炎是慢性胃炎的一种，呈局限性或广泛性的胃黏膜固有腺体萎缩，数量减少，伴有不同程度的胃分泌功能障碍，少数患者可发展为胃癌。

（一）临床表现

上腹部饱胀或隐痛不适，食欲减退，恶心嗳气等，呈间歇性或持续存在。部分患者可有少量反复的呕血或黑便。上腹部可有轻度压痛。

（二）10分钟缓解术

1 自我按摩法

患者采用坐位或半躺的姿势，放松身体。调匀呼吸。

①搓涌泉穴

部位 足底前1/3处。

操作法 用拇指指腹向足趾方向推搓双侧涌泉穴，用力要轻柔，每次搓1分钟。

②搓三阴交穴

部位 内踝高点上3寸，胫骨内侧面后缘。

操作法 用拇指指腹搓揉双侧三阴交穴，用力由轻到重，然后再减轻。每穴搓1分钟。

③点掐内关穴、公孙穴

部位 内关穴、公孙穴。

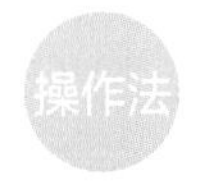

用拇指指端点掐穴位，一点一放，使局部产生较强的酸胀感，每穴点半分钟。

④ 按揉足三里穴

部位 足三里穴。

操作法 用双手拇指指腹同时按揉足三里穴1分钟，以穴位局部有酸胀感并向足踝部放散为好。

⑤ 推中脘穴

部位 中脘穴。

操作法 双手四指并拢，用四指的指面部分，附着于中脘穴，然后再向下均匀推至脐上部，约20次。

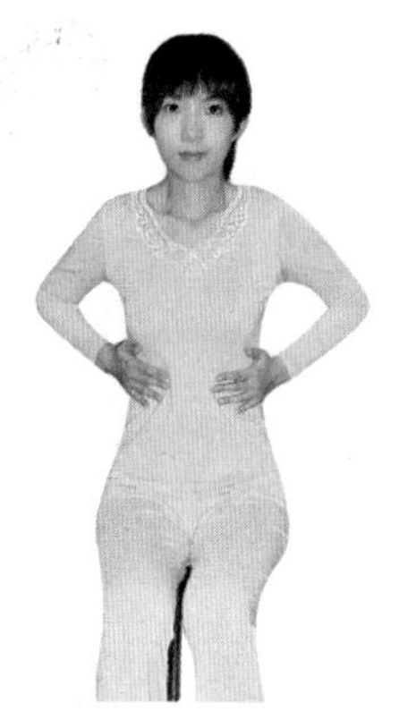

图 3–37 抚胁

⑥ 抚胁

部位 从剑突端至胁肋两侧。

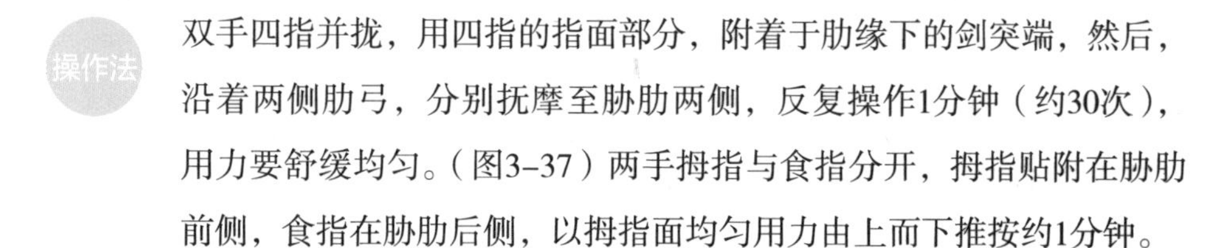

操作法 双手四指并拢，用四指的指面部分，附着于肋缘下的剑突端，然后，沿着两侧肋弓，分别抚摩至胁肋两侧，反复操作1分钟（约30次），用力要舒缓均匀。（图3–37）两手拇指与食指分开，拇指贴附在胁肋前侧，食指在胁肋后侧，以拇指面均匀用力由上而下推按约1分钟。

⑦ 摩腹

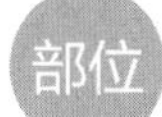

腹部。

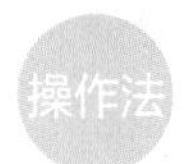

右手与左手分别放在腹部上下，右手的掌面紧贴在胃脘之上，自右至左旋转按摩，左手的掌面紧贴在下腹部，由左至右旋转揉摩，彼此交

替环绕揉摩腹上，约30次。时间为1分钟。（图3-38）

左右两手掌重叠，左手的掌心着于脐上，左手的掌心按压在右手背上。然后均匀用力，自左至右旋摩全腹。频率宜由缓而快，以旋摩产生的热感透达腹内为佳。时间为1分钟。

双手四指相对交叉、放在前胸上，用掌指面自上腹部推至下腹部，约20次。（图3-39）

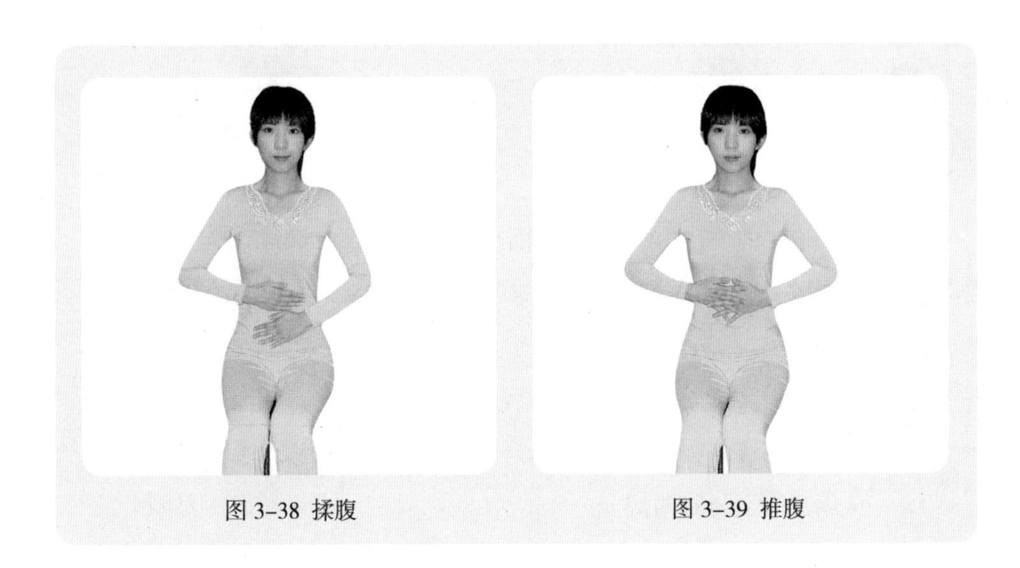

图 3-38 揉腹　　图 3-39 推腹

2 推拿疗法

1 捏脊法

部位 背部脊柱两侧皮肤。

操作法 患者俯卧，背部肌肉放松。术者将两手食指屈曲，以食指中节的背面紧贴脊柱两侧皮肤，拇指与食指中节相对捏起皮肤，随捏随提随放。双手交替捻动沿脊柱向前推进，一般自尾骨尖开始，在捏至脾俞、胃俞穴时，可用力上提数次，至肩部而止。反复操作3～5遍，时间为10分钟。

(2) 按摩腹部

部位 中脘穴。

操作法 患者仰卧位。术者坐其一侧，以一手掌平贴于患者胃脘部，顺时针方向环形摩动5分钟。然后用一指禅法在中脘穴治疗5分钟，使胃脘部有温热感并向内渗透为佳。

(3) 按摩背部

部位 背部脊柱两旁膀胱经。即肝俞、胆俞、脾俞、胃俞及相应夹脊穴。

操作法 患者俯卧位。术者在其一侧先以掌推法、揉法、擦法在背部治疗，由上而下，4～5次；然后用指揉法在肝俞、胆俞、脾俞、胃俞及相应夹脊穴按揉约10分钟，压痛明显处可重点按揉。最后用小鱼际揉法擦热以上穴位。

(4) 点穴

部位 足三里穴、内关穴、公孙穴。

操作法 用一指禅法或指揉法分别按揉足三里、内关穴、公孙穴3分钟。

(5) 擦两胁

操作法 患者坐位。术者立其身后，用双手掌根同时擦患者两胁部，自上而下，10分钟。

3 手部按摩疗法

适用反射区 胃、胰腺、肾、胃脾大肠区。（图3-40）

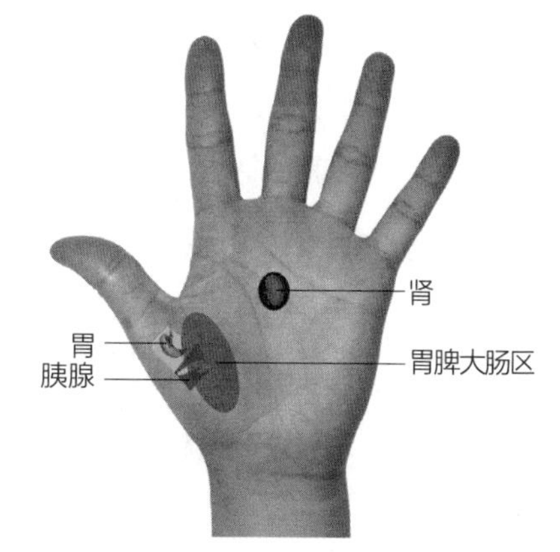

图3-40 手部按摩疗法反射区

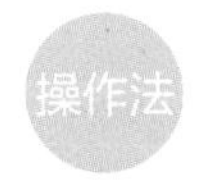

用拇指指腹揉摩以上各反射区，顺时针方向旋转按摩，手法宜轻，以局部有酸胀感为度，如有明显的压痛反射区，则可采用点按手法，一压一放，反复操作。每次按摩10分钟。

4 足部按摩法

肾、输尿管、膀胱、甲状旁腺、脾、胃、十二指肠、胰、小肠、腹腔神经丛。（图3–41、图3–42）

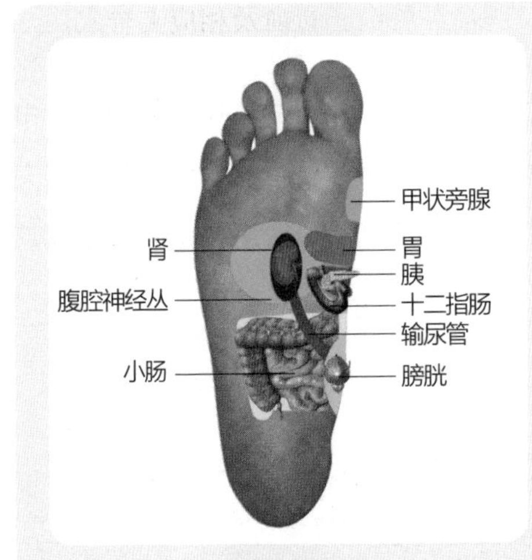

图 3–41 足部按摩疗法反射区

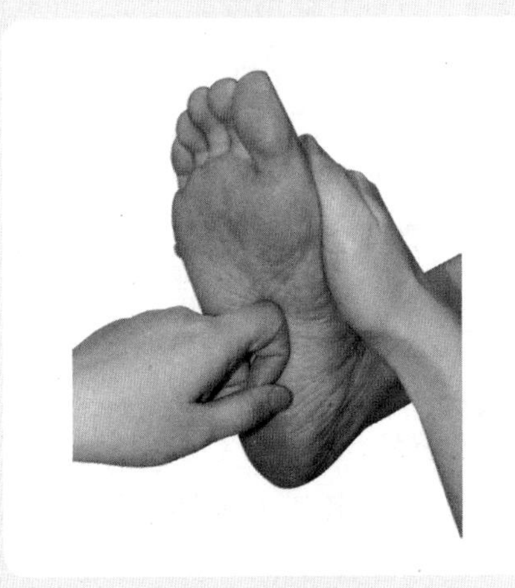

图 3–42 足部按摩疗法

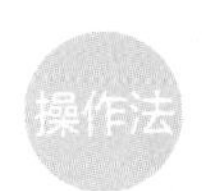

患者坐位或半卧位，将脚放在床上或方凳上。先按摩左脚。术者以一手持脚，另一手半握拳，食指弯曲，以食指的第一指间关节顶点为施力点，由脚趾向脚跟方向分别按摩肾、输尿管、膀胱、脾、胃、十二指肠、甲状旁腺、胰的反射区3～6遍。然后以食指关节顶点施力，由脚跟向脚趾方向挑刮腹腔神经丛反射区3～5遍。再以食指、中指的第一指间关节顶点同时施力按摩小肠反射区3遍，用力要均匀、柔和，以局部有酸胀而无刺痛感为好。右脚的按摩法同上。

上身淋巴结、下身淋巴结。

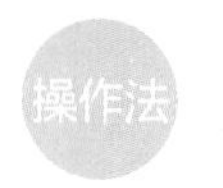

患者坐位，将脚平放在床上或方凳上。术者将双手半握拳，食指屈曲，以食指第一指间关节顶点施力，同时点按上身淋巴结、下身淋巴结各4次。以局部有酸胀感为度。

最后再用食指节按压肾、输尿管、膀胱反射区3次。

按摩后半小时，患者饮温开水一杯，以促进体内的新陈代谢。

5 灸法

(1) 艾条温和灸法

部位

中脘穴、气海穴、脾俞穴、胃俞穴、足三里穴。

操作法

将艾条的一端点燃，对准穴位，距皮肤约2～3厘米处熏灸，灸至皮肤发红。时间约10分钟。

(2) 艾炷隔姜灸法

部位

中脘穴、气海穴、足三里穴。

操作法

切直径2厘米左右，厚约0.2厘米的姜片，在其上用针穿数孔，而后置于穴位上，再将莲子大艾炷放在姜片上，点燃施灸，当感觉灼烫时、用镊子将艾炷取下，另换1炷，每穴灸5～7壮。

6 拔罐疗法

部位

脾俞穴、胃俞穴、身柱穴、中脘穴。

操作法

取小型（口径3～4厘米）的火罐，用闪火法拔在穴位上，留罐10～15分钟。

7 穴位注射疗法

部位 肝俞穴、胃俞穴、足三里穴。

用药 黄芪注射液4毫升，红花当归川芎注射液4毫升，胎盘组织液2毫升，注射用维生素B_{12} 0.1毫克和维生素C 250毫克，加入10%葡萄糖2毫升混合使用。

操作法 穴位局部消毒后，用10毫升注射器及5号局麻针头吸入药液，在肝俞与胃俞穴位上，直刺或向脊柱方向斜刺，刺入深度0.3～0.5寸，在足三里穴可刺入0.5～1寸。进针得气后，如无回血，即可打入药液。隔日1次。

8 耳穴按压疗法

部位 主穴：胃、脾、交感、神门。配穴：皮质下、肝、胰、胆。（图3–43）

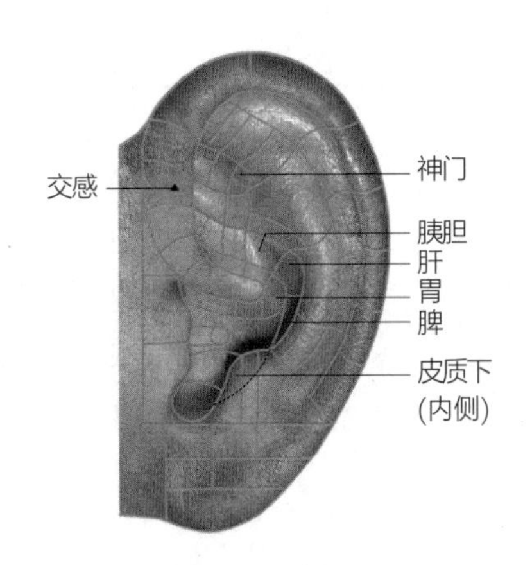

图 3–43 耳穴

操作法 患者坐位，将耳暴露于光线充足之处。萎缩性胃炎患者的耳部可在胃区、肝区等处出现片状白色，边缘有红晕，或边缘不清，少数可见局部色泽灰暗。术者用探棒或圆头小棒探寻所选穴位的压痛敏感点3～4个，然后在局部消毒后，将王不留行籽或半粒绿豆放在一块5毫米见方的胶布上，贴在所探的压痛敏感点上。固定好胶布，用手按揉3～5分钟，至局部出现疼痛、酸胀、发热感为宜，或患者胃脘部感到舒适，此时效果更为显著。

9 指针疗法

部位 中脘穴、上脘穴、下脘穴、足三里穴、三阴交穴、脾俞穴、胃俞穴、肝俞穴、肾俞穴，第5胸椎至第12腰椎旁1.5寸。

操作法 患者仰卧位。术者用拇指揉按中脘、上脘、下脘、足三里、三阴交每穴1分钟，用力要轻柔。然后让患者改俯卧位，双手拇指按揉第5胸椎至第2腰椎，从上至下推按，着重在脾俞、胃俞、肝俞、肾俞四穴上揉扪，使穴位局部产生酸胀、疼痛感，若胃脘部有温热感，或流动热感，效果更佳，每穴1分钟。

10 皮肤针疗法

部位 第6胸椎至第2腰椎旁开1.5寸的背俞穴，上腹部，任脉及腹部足阳明胃经穴位。

操作法 患者先仰卧位。术者持梅花针依次叩打任脉及腹部足阳明胃经穴，任脉经由下向上叩打，胃经由上向下叩打，叩打手法要轻，皮肤微红即可。然后患者再改俯卧位，由上向下叩打膀胱经穴，重点叩打第11、第12胸椎、第2腰椎旁开1.5寸处，以皮肤微红为度。

11 橡胶锤疗法

部位 主穴：中脘穴、梁门穴、足三里穴。配穴：内关穴、公孙穴。

操作法 患者仰卧。术者持橡胶锤弹打以上各穴100次，然后弹打上腹部三角区（操作法见慢性浅表性胃炎）及下腹部三角区。之后再以脐为中心，由小圈逐渐向四周扩大环绕弹打，方向为顺时针弹打，以患者胃脘部感到舒适为佳。共操作8分钟。（图3-44）

第二步让患者俯卧位，轻轻弹打第6胸椎至第2腰椎两侧。时间为2分钟。

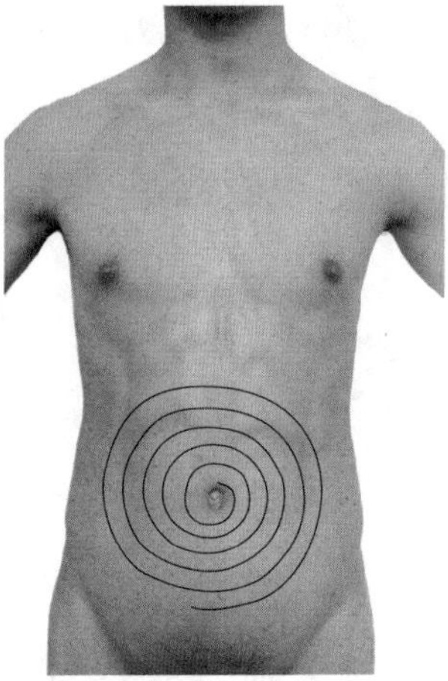

图 3-44 橡胶锤疗法部位

12 穴位贴敷疗法

(1) 归参糊

药物 当归130克、丹参20克、乳香15克、没药15克、姜汁适量。

部位 上脘穴、中脘穴、足三里穴。

操作法 将上药前4味粉碎为末，加姜汁调成糊状，分别敷于上脘、中脘、足三里三穴处。时间为10分钟。

(2) 细辛膏

药物 细辛12克。

部位 中脘穴。

操作法 将细辛研成细末，用甘油调拌成膏，敷于中脘穴处，上盖纱布，用胶布固定，时间为10分钟。

13 药物贴脐疗法

(1) 吴茱萸膏

药物 炒吴茱萸30克、生姜2块、香葱15根。

操作法 吴茱萸研成细末，与生姜、香葱共捣烂如泥，制成膏状，贮存备用。胃脘疼痛时，取药膏适量，蒸热敷于肚脐，上盖纱布，用胶布固定。时间为10分钟，此法适用于胃脘疼痛伴有呕吐者。

② 复方吴茱萸膏

药物 吴茱萸、干姜、丁香各50克，小茴香75克，肉桂、生硫黄各30克，山栀20克，胡椒5克，荜茇25克。

操作法 上药共研细末，用时取25克加入等量面粉调成糊膏状，敷于肚脐，上盖纱布，用胶布固定，再加热水袋熨。时间为10分钟。

14 中成药疗法

① 虚寒胃痛冲剂

服法 成人每次2袋，空腹温开水送下。

适应证 萎缩性胃炎缓解期，胃脘隐痛。

② 胃萎康冲剂

服法 成人每次2袋（40克），温开水送服。

适应证 胃脘疼痛无规律，时轻时重，反复发作，空腹隐痛，多见于萎缩性胃炎伴有肠化生、腺体不典型增生的患者。

15 气功疗法

姿势 持坐姿，身体靠于椅子或沙发背上，姿势自然端正。口眼微闭，正视前方，松肩坠肘，含胸拔背，双手掌放于大腿上，膝关节呈90°角，两腿分开与肩宽，头部要求悬顶勾腮，即内收下颌，使头顶上的百会穴（百会在两耳尖连成一线的中心点）与天突穴垂直，舌抵上腭。

呼吸 开始自然呼吸，逐步过渡到腹式呼吸，鼻吸鼻呼，要求自然、柔和不闭气。

首先依次放松身体各部分，头→颈→肩→臂→躯干→双腿→双足。重复3次。其次按下列步骤贯气：

（1）百会 —经两耳→ 天突 ——→ 两侧气户 —经两乳→ 丹田

会阳 —经腿内侧→ 涌泉

（2）百会 —经身体内部→ 会阳 ——→ 环跳 —经身体内部→ 涌泉

（3）百会 —经枕部→ 大椎 —沿脊柱→ 命门 ——→ 两侧肾俞

——→ 环跳 —经大腿外侧→ 涌泉

最后意念集中于丹田，想、听、内视丹田部位，约10分钟。以自我感觉舒适为度。

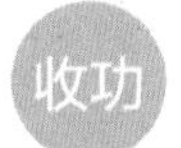

深腹式呼吸3次后，意念放松，慢慢睁开双眼，按摩面部数次。

16 饮食辅助疗法

1 高良姜炖鸡块

用料 高良姜、草果各6克，陈皮、胡椒各3克，公鸡一只，葱、食盐适量。

制法 公鸡去毛及内脏，洗净切块，与高良姜、草果、陈皮、胡椒、葱一起放入砂锅炖熟，加盐调味。

服法 吃鸡。

2 鲫鱼羹

用料 大鲫鱼一条、大蒜2瓣、胡椒3克、陈皮3克、砂仁3克、荜茇3克。葱、食盐适量。

制法 先将鲫鱼去鳞及肚肠洗净，然后把大蒜、胡椒、陈皮、砂仁、荜茇等佐料放入鱼肚中缝合，放入锅内加水煮，将熟时放入葱、食盐即可。

服法 喝汤吃鱼。

(3) 香砂藕粉

用料 木香10克、砂仁1.5克、藕粉30克。

制法 将木香、砂仁共研为细末，加藕粉及白糖适量，用温开水调糊，再用开水冲熟。

服法 晨起作早餐食用。本方适用于慢性萎缩性胃炎食后欲吐，胃脘胀痛者。

(4) 广陈皮粥

用料 广陈皮30克、粳米50~100克。

制法 先把橘皮煎取药汁，去渣。然后加入粳米煮粥，或将广陈皮晒干，研为细末，每次用3~5克，调入已煮沸的稀粥中，再同煮成粥。

服法 当粥食用。

(5) 萝卜粥

用料 大萝卜一个、大米适量。

制法 先将萝卜煮熟后绞汁去渣，用萝卜汁煮米粥。

服法 晨起做早餐食用。

(6) 草果炖牛肉

用料 草果6克、牛肉150~200克。

制法 将牛肉洗净去筋切成小块，把药和牛肉放入砂锅加清水炖汤，至牛肉烂熟。

服法 喝汤吃牛肉。适于萎缩性胃炎。

(7) 白胡椒炖猪肚

用料 白胡椒15克、猪肚一个。

制法 将白胡椒打碎，放入洗净的猪肚内，并留少许水分，然后头尾用线扎紧，放入砂锅内微火炖烂熟，加调味品。

服法 吃猪肚喝汤。

(8) 桂皮山楂饮

用料 桂皮6克、山楂肉10克、红糖30克。

制法 先水煎桂皮、山楂，去渣加红糖。

服法 趁热饮用。

⑨ 豆蔻馒头

用料 面粉1000克、酵母50克、豆蔻15克、碱（小苏打）适量。

制法 先发面，面发酵后加入研为细末的豆蔻及食用碱，做成馒头，上锅蒸熟。

服法 当普通馒头食用。

饮食原则

① 食物应细软易消化，应含有丰富的蛋白质和维生素A、B_1、B_2、C。

② 不吃刺激性食物，如浓茶、浓咖啡、酒、浓肉汤、香料、粗纤维食物（粗粮、韭菜、豆芽菜），以及过冷、过热、过酸的食品。

③ 可吃些发面食品，但应少吃甜食，胃酸过少者应多喝肉汤等。

④ 可吃营养丰富的牛奶、豆浆。如有合并贫血症，可吃补血食物，如动物肝脏、蛋类及绿色蔬菜。

⑤ 少食多餐。

⑥ 吃些蜂乳或人参蜂王浆。

四、胃下垂

胃下垂是指站立时，由于胃肌层张力低下及胃周围组织弛缓无力而使胃体小弯弧线最低点下降至髂嵴连线以下或十二指肠球部向左偏移的一种疾患。

（一）临床表现

慢性中上腹痛，食后作胀，自觉胃部下坠，肠鸣辘辘，可伴有便秘、腹泻、食欲不振、消化不良、倦怠乏力。患者多为偏瘦体型。

（二）10分钟缓解术

1 自我按摩法

(1) 点穴

部位 百会穴（在头部正中线与两耳尖连线的交点处）、合谷穴、足三里穴、三阴交穴。（图3-45）

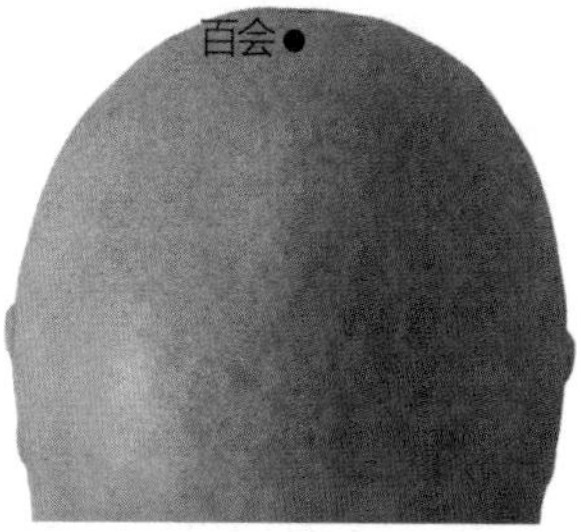

百会

图 3-45 百会

操作法 先用中指点按百会穴，有酸胀感时，轻轻揉捻，使酸胀感持续1分钟。再以拇指点压合谷穴，最好能使酸胀感向上肢传导，双侧交替进行，约1分钟。继而按压足三里穴，使酸胀感向足部传导，约2分钟。最后按压三阴交穴，约1分钟。

(2) 搓背

部位 骶棘肌。

操作法 沿脊柱两侧自上而下搓骶棘肌，尽可能靠上，反复数遍。有热感时，换用手掌揉按骶棘肌1分钟。

(3) 推腹

部位 中脘穴在前正中线上，脐上4寸处，天枢穴在脐旁2寸处（左右各一穴），气海穴在脐下1.5寸处。

操作法

先用掌根按顺时针方向轻轻抚摩腹部，待腹部有热感时，配合呼吸推腹，即呼气时，双手托住胃脘部向上推，吸气时，放松，反复进行10次。然后点揉中脘、天枢、气海三穴各1分钟，以助消除腹胀。

④ 仰卧挺腹

操作法

患者仰卧，双膝屈曲，抬高臀部，挺腹，保持数秒钟，同时吸气，用力收缩腰背肌肉及上提肛门，呼气时放下臀部，同时放松肌肉，重复30次。

⑤ 双腿抬高

操作法

患者仰卧位，双腿伸直，吸气时伸直的双腿尽量往上抬，腹部肌肉尽量收缩，肛门上提；呼气时放腿，同时放松肌肉，重复30次。

⑥ 仰卧起坐

操作法

患者仰卧位，双腿伸直，腹部用力使身体坐起，同时吸气，不要憋气，躺下时呼气放松。反复30次。

⑦ 倒立

操作法

患者仰卧，双腿抬高，脚底踏墙，臀部靠近墙，使肩背尽量离开床，呈倒立姿势，保持数十秒后放下，反复10次。

以上几种自我按摩手法及保健法要循序渐进、持之以恒，不可急于求成。应一步一步增加运动负荷及自我按摩时间，以免发生意外。

2 推拿疗法

① 按摩腹部

操作法

患者仰卧。术者居其侧，用一指禅推法在中脘穴推按2分钟，然后用后掌根或大鱼际，附着于中脘穴下，作轻柔和缓的回旋揉动2～3分钟。然后继续用掌根揉法在整个腹部往返操作5～10遍。

(2) 按摩背部

①按揉法

操作法 患者俯卧。术者居其侧，用拇指指腹附着于背部的脾俞、胃俞、三焦俞三穴（分别在第10～12胸椎棘突下旁开1.5寸处），并做按揉2分钟，用力由轻→重→轻，使局部有较强的酸胀感。可同时配合弹拨法。

②捏脊法

操作法 患者俯卧，放松背部肌肉。术者用拇指与食指中节相对捏起脊柱两侧皮肤，并由下向上移动，双手交替捻动推进，并随捏、随提、随放。在行至脾俞穴、胃俞穴、肝俞穴时，可用力上提皮肉2～3下，至大椎附近止。反复操作3遍。

③插肩法

操作法 患者坐或站位。术者立其后，以食、中、无名指三指并拢手背贴于患者肩胛骨内下角，指尖由肩胛骨内向上插入，以能忍受为度，持续1～3分钟，再换手操作。（图3-46）

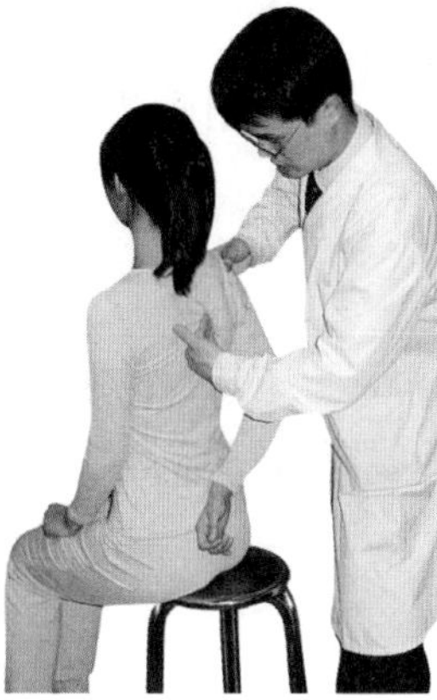

图3-46 插肩法

(3) 上托法

操作法 患者仰卧，术者立其头前，以两手指交叉，合掌置于下腹部，以小指侧着力，随着患者的呼吸慢慢向上托起，托至脐部慢慢放下。反复操作5～10次。

(4) 点穴法

操作法 患者仰卧，术者先用双手的拇指端按压足三里穴，约1分钟，以穴位有酸胀感并向足踝部传导为好，然后用拇指腹沿酸胀部位，由足三里穴向足踝部推摩3～5遍，最后用拇指端点按百会穴2分钟。患者配合深呼吸上提两臂。

3 手部按摩疗法

部位 胃、胰腺、肾、胃脾大肠区。（图3-47）

操作法 患者平卧或头低足高仰卧位，采用腹式呼吸。术者用拇指捏拿胃及其手背对应部位5分钟，向心推胃、大小肠、肾反射区至掌根的腕横纹中点5次，最后推揉消化区3～5分钟，操作要柔和、持久、有力。

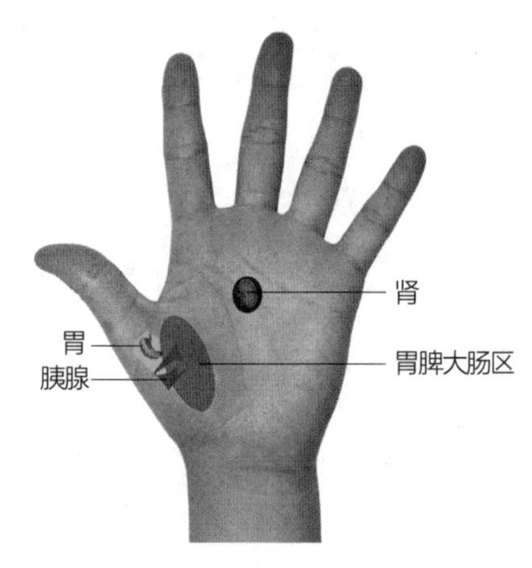

图 3-47 手部按摩疗法反射区

4 足部按摩疗法

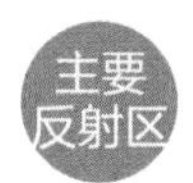

肾、输尿管、膀胱、胃、十二指肠。

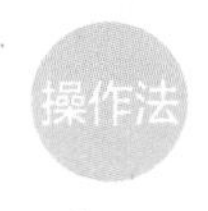

患者平卧，术者坐其足的对面。用食指屈曲的关节按顺序点按以上反射区。手法要由轻到重，使施术部位产生明显的酸、胀、痛的感觉，均朝向心方向用力，在各反射区点按5分钟。然后沿以上各反射区，以食指节朝向心方向压刮3次。

腹腔神经丛、甲状腺、横膈膜。（图3-48～图3-50）

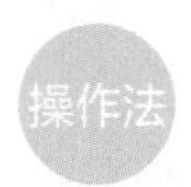

术者用食指屈曲的指关节点按腹腔神经丛，甲状腺反射区，用力由轻→重→轻，均朝向心方向用力，手法不宜过重，以有酸、胀、痛感为

度，各区按摩5分钟。然后用拇指腹按揉横膈膜5～10遍，使局部产生明显的酸胀痛感。

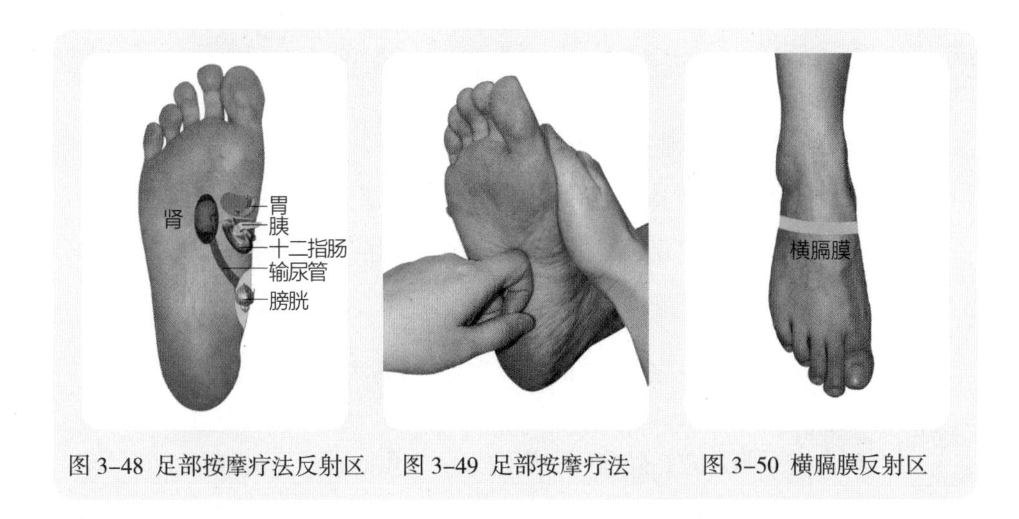

图 3-48 足部按摩疗法反射区　图 3-49 足部按摩疗法　图 3-50 横膈膜反射区

5 灸法

(1) 艾炷直接灸

部位 中脘穴、气海穴、天枢穴、足三里穴。

操作法 患者仰卧。将莲子大的艾炷直接放在穴位上，点燃顶端，当艾炷燃到患者穴位皮肤感觉灼烫时，用镊子将艾炷取下，另换1壮，每穴灸5壮。可几穴同时施灸，也可分别施灸。最后用艾条温和灸百会穴（头顶上，两耳尖直上交点处）8分钟。

(2) 艾条温和灸

部位 百会穴、中脘穴、关元穴、足三里穴、脾俞穴。

操作法 将艾条的一端点燃，对准穴位，距皮肤约2～3厘米左右熏灸，使患者局部皮肤有温热感而无灼痛，灸10分钟。可几穴同时灸，也可分穴施灸。

6 拔罐疗法

(1) 留罐法

部位 中脘穴、气海穴、脾俞穴。

操作法 患者仰卧位。术者取小型（口径3～4厘米）的火罐，用闪火法在中脘穴和气海穴各拔1罐，留罐10分钟，在留罐时，术者用手提拉中脘穴火罐2～3下。起罐后，再令患者俯卧，用前法在双侧脾俞穴拔罐10分钟。本法适用于身体较虚弱的患者。

(2) 闪罐法

部位 肝俞穴、胆俞穴、脾俞穴、胃俞穴、三焦俞穴、肾俞穴。

操作法 患者俯卧，暴露背部皮肤。术者用闪火法将罐拔在穴位皮肤上后，立即取下，如此反复多次地随拔随启，随启随拔，直至皮肤潮红，然后将火罐拔在脾俞穴上，留罐10分钟。本法适用于腹胀、下坠感明显的患者。

(3) 刺络拔罐法

部位 中脘穴、脾俞穴、胃俞穴。

操作法 患者仰卧。穴位消毒后，术者先用三棱针在中脘穴点刺2下，然后用闪火法将罐拔上，留罐10分钟。再令患者俯卧，用上法点刺脾俞、胃俞二穴各2下，然后拔罐于穴位上，留罐10分钟，出血少许。本法适用于腹痛、腹胀明显者。

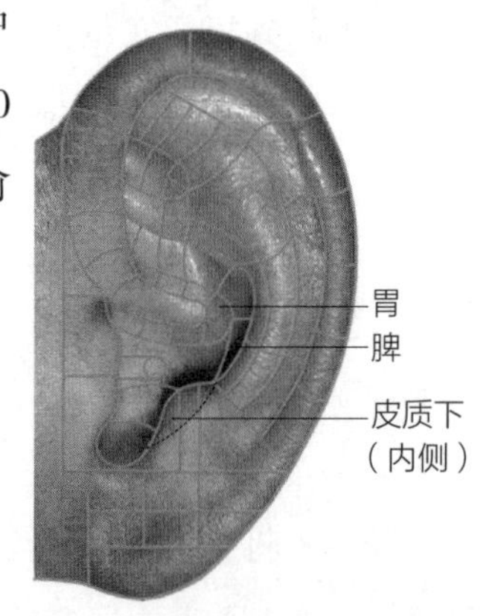

图 3-51 耳穴

7 耳穴按压疗法

部位 耳部的脾、胃、皮质下。（图3-51）

操作法

患者取坐位。术者可以先用探棒或火柴棍等在所选穴位上找到敏感点2～3个，然后将王不留行籽或绿豆半粒置于胶布上，对准新找的压痛敏感点贴上，将胶布固定好。每穴按压2分钟，以局部感到酸麻疼痛为宜。勿用力过度，以免损伤耳部皮肤，造成感染。也可将手洗干净，用拇、食指的指腹相对用力揉按所选穴位，动作要轻而柔和，按揉10分钟。

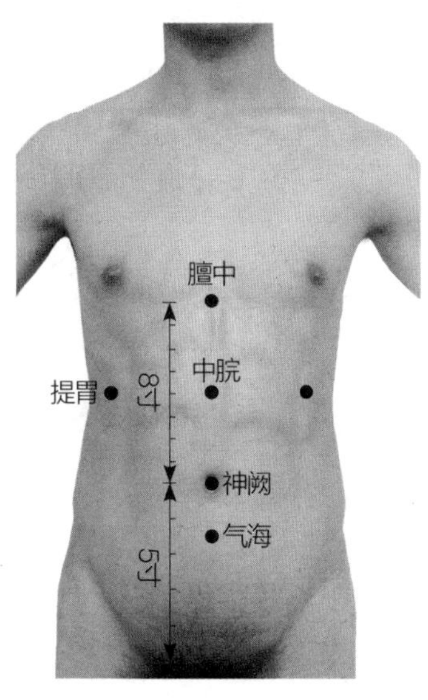

图 3-52 提胃

8 针刺疗法

部位

主穴：中脘、足三里、气海。配穴：脾俞穴、胃俞穴、提胃穴（在中脘旁开4寸，图3-52）、百会穴。

操作法

有两种方法：

① 患者取仰卧位。术者取直径0.30毫米、长40毫米的毫针，用常规法皮肤消毒后，针中脘、足三里、气海三穴，要求小频率、小幅度地提插捻转，速度不宜过快，用力要轻。进针时先针足三里，次针气海，再针中脘，使患者穴位局部产生酸麻胀感。然后再取一段长度约1.5厘米的艾条段，用火柴在艾条段中间穿一窟窿，把艾条段插入针柄。注意针柄插到艾条段的1/3至1/2处，勿露出针柄。然后从底下点燃艾条，以患者有温热感为宜，若患者感到局部有烫感，就在该针周围垫一张白纸。在提胃穴行针时选用0.26毫米直径的长毫针，从提胃穴进针，然后沿皮下（注意不宜过深）向脐中方向透刺，要求手法轻，幅度小，频率慢，只捻转，不提插，待患者有酸麻胀感后，将针向一个方向捻搓，至针下有紧涩感时为止，留针5分钟。

② 患者俯卧位。术者持直径0.30毫米，长25毫米的毫针，在用常规法作皮肤消毒后，对准穴位进针。进针后行小幅度、小频率捻转，少提插，多捻转，以患者局部有酸胀感为宜。注意毫针不宜用太长的。留针2分钟。

以上针刺完成后，用艾条悬灸百会3分钟。

9 穴位贴敷疗法

① 蓖麻仁、五倍子

药物 蓖麻子仁10克，五倍子2克。

部位 百会穴。

操作法 将五倍子壳内外杂屑刷净，研成细末过筛，选用饱满洁白的蓖麻子仁，混匀捣烂成糊状，制成直径约1.5厘米，厚1厘米的药饼。将百会穴处头发剃去，大小与药饼同等或略大，将药饼紧贴百会穴。用纱布和绷带固定。用搪瓷杯盛半杯开水，将杯底置于药饼上进行热熨10分钟，以温热而不熨痛皮肤为度。

② 加附子法

药物 蓖麻子仁30克、五倍子18克、附子24克。

部位 百会穴、鸠尾穴（在腹正中线，剑突下）。

操作法 五倍子、附子共研细末，加蓖麻子仁混匀一起捣烂成糊状，做成药饼，分别敷于百会穴及鸠尾穴处，上盖塑料布，用胶布固定。敷10分钟。

(3) 蓖麻仁、升麻

药物 蓖麻子仁10克、升麻2克。

部位 百会穴。

操作法 升麻研成粉状，与蓖麻子仁共捣烂成泥状，制成直径2厘米，厚1厘米的圆饼。将百会处的头发剃去一块与药饼同大，把药饼放到百会穴处，上盖纱布，并用胶布固定。用杯子加入开水，放到药饼上热熨10分钟，以勿烫皮肤为度。

10 药物贴脐疗法

(1) 蓖麻五倍糊

药物 蓖麻子仁10克、五倍子5克。

操作法 上方先将五倍子研成粉末，然后与蓖麻子仁共捣成糊状，敷于脐部，并热敷10分钟。孕妇及吐血者忌用。

(2) 升陷散

药物 炙黄芪30克、升麻9克、五倍子5克、半夏9克、茯苓9克。

操作法 将炙黄芪30克、升麻9克、五倍子5克共研细末备用。把半夏、茯苓放入砂锅加水煎煮，每次一碗内服，剩一些将炙黄芪、升麻、五倍子粉调成膏状，贴于脐中，上盖纱布，用胶布固定。再用热水袋热熨10分钟。

(3) 暖胃灸脐散

药物 黄芪、党参、丹参各15克，当归、白术、生姜末各10克，升麻、柴胡各6克（食欲减退者加鸡内金10克，大便溏者加焦六曲10克）。

操作法 上药（除生姜）焙干共研细末，贮瓶备用。用时将药末20克左右填在脐中，铺平呈圆形，直径约2～3厘米，再用8厘米见方胶布贴紧，可再加热水袋热熨10分钟。

11 中成药疗法

(1) 补中益气丸

服法 成人每次服1丸。若是水丸，口服6克，空腹服，温开水送下。

适应证 精神倦怠，不思饮食，腹胀下坠。

(2) 北芪片

服法 每次口服6片。

适应证 倦怠乏力，气短多汗，大便溏泻。

(3) 参苓白术散

服法 成人口服6～7.5克，大枣煎汤送服。

适应证 兼有四肢酸重，腹坠胀满，食后作泻。

(4) 香砂养胃丸

服法 成人口服9克，空腹温开水送服。

适应证 脘腹胀痛或隐痛，嗳气频作，时吐清水，或泄泻。

12 气功疗法

(1) 功法一

姿势 两脚开立，与肩同宽，两膝稍屈。腰部要宜，头不可前俯后仰，两眼微闭，舌抵上腭，全身放松。两手心朝上，指间相对，放在肚脐处。

呼吸 自然呼吸或腹式深呼吸。

意守 用意念随吸气两手上升至心口，意想手托住胃一齐上升，随意念两手下降于脐下（丹田），意念放松，气沉丹田，然后意守膻中穴（穴在两乳头连线中点）10分钟。

(2) 功法二

姿势 仰卧位，两膝弯曲100度左右，两足底轻抵床，臀部垫高5厘米左右，上肢自然伸直，手心向下，全身放松，大脑入静，双目微闭，舌抵上腭。

呼吸 自然呼吸或腹式呼吸。吸气行细、长柔，呼气缓慢。

彦守 吸气时意想“松静”，呼气时意想下垂的胃随呼气上升。时间为9分钟。收功时双手随意念在胃下垂的部位由下往上推36次。

13 饮食辅助疗法

(1) 核桃炖蚕蛹

用料 核桃肉、蚕蛹。

制法 核桃肉100～150克，蚕蛹50克，将蚕蛹略炒，然后把二药用水炖。

服法 趁热口服。

(2) 黄芪补胃枣

用科 蜜炙黄芪60克、橘皮10克、黑枣1000克，猪油、白糖、黄酒适量。

制法 黑枣、橘皮洗净滤干，与蜜炙黄芪一起放入大瓷盆中，加白糖3匙，猪油1匙，黄酒2匙，拌匀，瓷盆不加盖，旺火蒸3个小时。

服法 每次吃黑枣5个，喝汤半匙。

(3) 桂圆肉蒸鸡蛋

用料 桂圆干品5～7个、鸡蛋一个、白糖少许。

制法 桂圆剥壳去核，鲜鸡蛋打入小碗中，加少许白糖，蒸半熟，将桂圆肉塞入蛋黄内，再蒸10分钟。

服法 桂圆肉连蛋一同趁热食用。

(4) 鸡内金炒米粉

用料 炙鸡内金30只、糯米1000克、白糖适量。

制法 鸡内金研成粉末，糯米浸2小时，捞出晒干蒸熟，再烘干或晒干，磨成粉。二粉混合后再磨1次，过筛装瓶。

服法 取2匙，加少许白糖，冲水适量，上火煮沸，趁热当点心吃。

(5) 菠菜肫肝汤

用料 菠菜200克，鸡肫、鸡肝各一个，猪油、细盐、黄酒、淀粉、味精适量。

制法 菠菜洗净。鸡肫、鸡肝切成薄片，加盐、酒、淀粉拌匀，锅内放水一大碗，加盐，猪油适量，中火烧开，倒入肫、肝片，再沸5分钟，倒入菠菜，烧开3分钟后，加味精，盛碗。

服法 作为佐餐食品。

(6) 韭籽散

用科 韭菜籽60克、蜂蜜120克。

制法 将韭菜籽洗净滤干，放入碗中捣烂。

服法 在捣烂的韭菜籽中加入蜂蜜，开水冲之，代水饮用。

饮食原则

(1) 避免进食不易消化的食物，要注意营养。

(2) 不要暴饮暴食，宜少食多餐，以减轻胃的负担。

(3) 若食后自感不适，可做短时间休息以免胃的负担过重。

14 医疗体操

1 加强腹肌锻炼，增强腹肌张力

患者可于每日起床及睡前做仰卧起坐运动1分钟，逐渐增大运动负荷。要坚持不懈。

2 加强腹肌及胃壁肌肉张力

①平卧，休息片刻，做腹式呼吸，口呼鼻吸，呼时收腹，吸时鼓腹，使腹壁随呼吸而起伏，以助内脏上移，练习时可在臀部垫一软枕，每次做1分钟。

②平卧，手臂向上直伸，然后分别向该侧下方拉开，最后收回。每次做1分钟。

③平卧，屈起左下肢，使足跟紧靠臀部，然后伸直，继而右下肢做同样动作，两腿交替进行。

④平卧，屈起两肘，用肘关节着床，支持上身重量，使胸部挺起。每次做1分钟。

⑤平卧，先抬起右腿（伸直），尽量使大腿与躯干成直角，然后放下，换左腿做同样动作，左右腿轮流进行。每次做2分钟。

⑥平卧，抬起双腿，使两足在空中做蹬自行车动作，一腿伸直，一腿弯曲，交替运动。每次做1分钟。

⑦平卧，两手交叉置脑后，两腿不动，上体缓慢坐起，然后再缓慢后仰至平卧，如此反复做。每次做1分钟。

⑧平卧，屈起右腿，使大腿尽量贴近胸部和腹部，然后再放下，左右腿交替做。每次2分钟。

以上各组动作，可按次序操作，每组动作做1～2分钟。

五、胃、十二指肠溃疡

胃、十二指肠溃疡又称消化性溃疡。是指胃肠道与胃液接触部位的慢性溃疡，其形成和发展与酸性胃液和胃蛋白酶的消化作用有关。

（一）临床表现

上腹部疼痛，可为饥饿样不适感、钝痛、灼痛、剧痛或胀痛。疼痛具有规律性。胃溃疡疼痛多在饭后0.5～2小时内出现；至下一餐前消失，进食则又痛，故多畏食。其疼痛部位多在上腹正中或稍偏左。十二指肠溃疡呈空腹痛，多在餐后3～4小时出现疼痛，进食后疼痛可缓解或完全消失，故多善食，其疼痛部位多在上腹偏右，

常伴有嗳气、反酸、恶心、呕吐等症状。

（二）10分钟缓解术

1 自我按摩法

患者取半躺姿势，在背及头下放2～3个枕头，两腿伸直，尽可能放松肌肉。

1. 将右手掌放在胸骨左侧的胸肌上，做直线形推摩，逐步推摩到肋弧沿。重复2～3次。然后在同样部位用手掌根做圆图形揉搓，重复2～3次，而后换另一侧做相同动作。（图3–53）

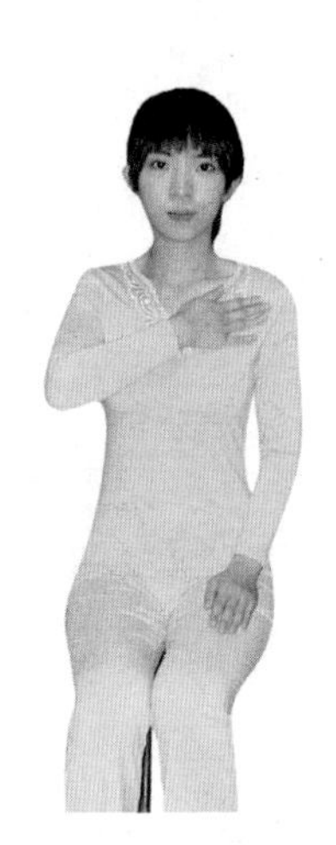

图 3–53 推摩法

2. 右手手指微屈曲，放在从胸骨往左的肋间空隙处，来回滑动做直线形擦摩，随后沿同一方向，用手指在肋间隙上做圆圈形揉搓。然后换另一侧做相同的动作。时间为2分钟。（图3–54）
3. 用双手指腹在肋骨与胸骨连接部位的胸骨边缘，做由上往下，由下往上的直线式揉摩2～3遍，然后在同样部位做螺旋式擦摩2～3遍。时间为1分钟。
4. 两腿分开齐肩宽伸展屈膝，尽量放松腹部肌肉。两手从胸骨的左右抓

住肋弧的边缘，然后两手分别往两侧做直线形揉搓，反复5～6次。时间为1分钟。

⑤ 两腿屈膝，放松腹部。右手掌放在腹部中间，顺时针方向在腹部做圆圈形推摩，逐步扩大圆圈，重复3～4次。

⑥ 将两手微屈的四个指头放在肚脐的两侧，离肚脐2～3厘米，将手指收拢，揉压肌肉，然后将两手的手指微屈曲，放在胃脘部，逐渐用力按压，直到感到微痛为止，松手，休息10～15秒钟，重复操作3～4次。时间为1分钟。

⑦ 用双手拇指分别按揉双侧内关、足三里穴，每穴2分钟。

⑧ 患者取坐位，用双手掌紧按背部脊柱两侧，尽量靠上部，用力上下擦动，发热为止。（图3–55）

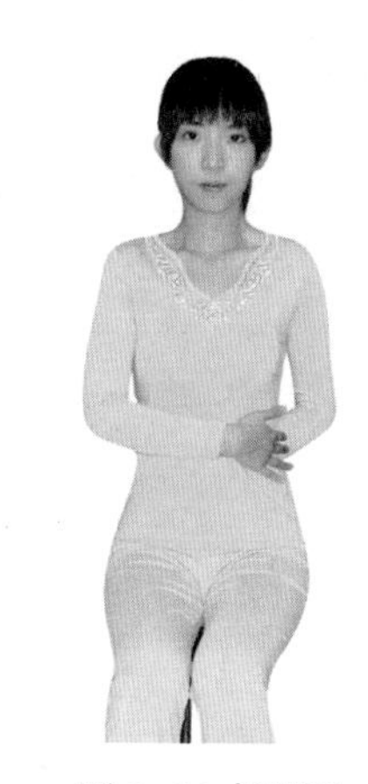

图 3–54 揉搓法

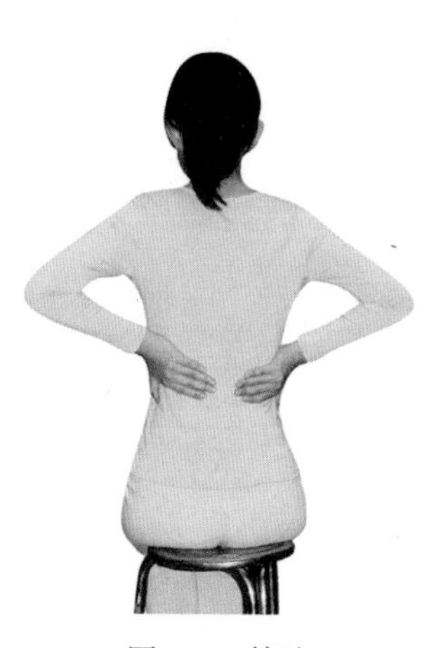

图 3–55 擦法

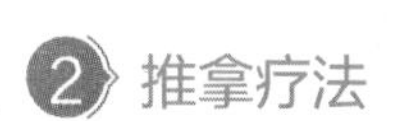

2 推拿疗法

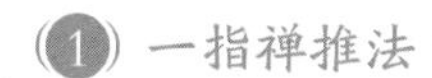

① 一指禅推法

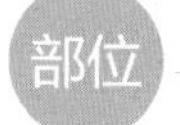

部位 中脘穴。

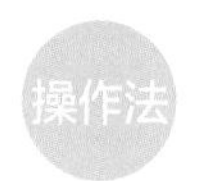

操作法 患者仰卧，双下肢屈曲。术者居其侧，先用一指禅推法在中脘穴治疗5分钟，再用手掌紧贴于胃脘部，顺时针揉摩5分钟。

② 肋间隙治疗法

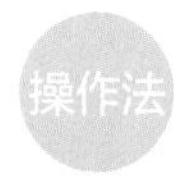

操作法 患者仰卧。术者用一指禅推法沿着患者肋间隙治疗，均从正中线开始，由上而下一个一个肋间隙治疗，先推左侧，后推右侧，每侧约用5分钟。

(3) 拇指按揉法

部位 章门穴（在肋下，第11肋骨游离端），期门穴（乳头直下，第6肋间隙），内关穴，足三里穴，公孙穴。（图3–56）

操作法 患者仰卧。术者用拇指按揉法分别按揉以上各穴，用力轻柔和缓，以局部有轻微酸胀感为度，每穴按揉1分钟。

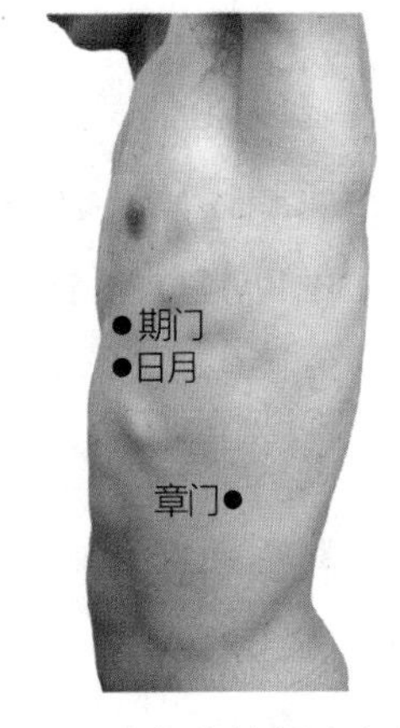

图 3–56 拇指按揉法穴位

(4) 推揉穴位法

部位 肝俞穴、胆俞穴、脾俞穴、胃俞穴。

操作法 患者俯卧，术者用一指禅推法或拇指按揉法在以上各穴治疗，每穴1分钟，随后用小鱼际擦法擦热以上各穴及背部两侧膀胱经。

3 手部按摩疗法

适用反射区 胃、大小肠、肾、肝胆、胰、胃脾大肠区。（图3–57）

操作法 用一手拇指端点揉以上各穴，每穴2分钟。用力要和缓而有力，刺激强度以患者能耐受为度。

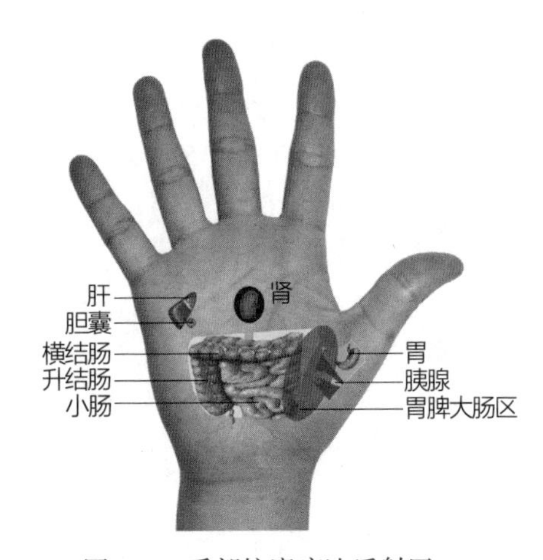

图 3–57 手部按摩疗法反射区

4 足部按摩疗法

主要反射区 胃、十二指肠、胰、腹腔神经丛。

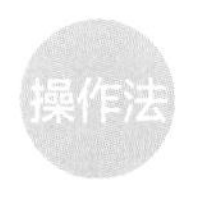

用食指节压按法按摩以上各反射区1分钟，力度要均匀而深沉，均朝向心方向用力。然后用食指节顶点施力，由脚趾向脚跟方向压刮以上反射区3～5次。（图3-58、图3-59）

上身和下身淋巴结。

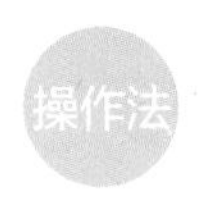

用拇指腹按揉法按摩上身和下身淋巴结的反射区5分钟。（图3-60、图3-61）

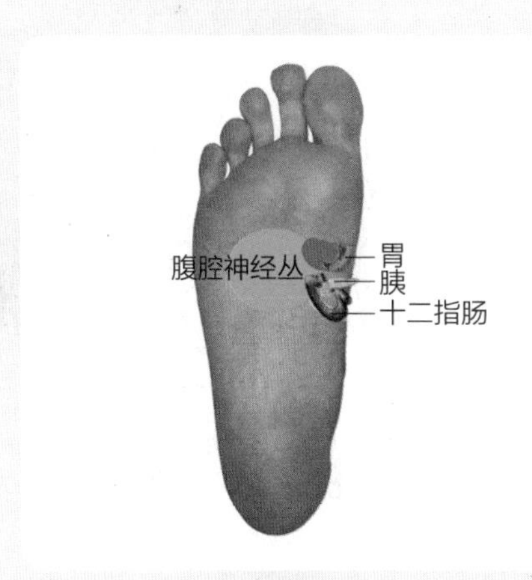

图 3-58 足部按摩疗法反射区 1

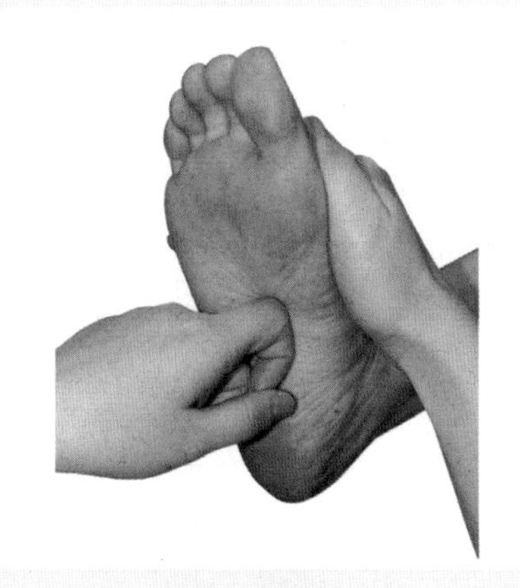

图 3-59 足部按摩疗法 1

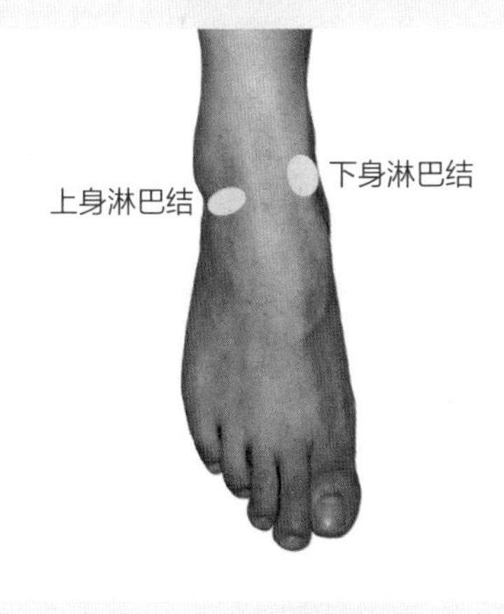

图 3-60 足部按摩疗法反射区 2

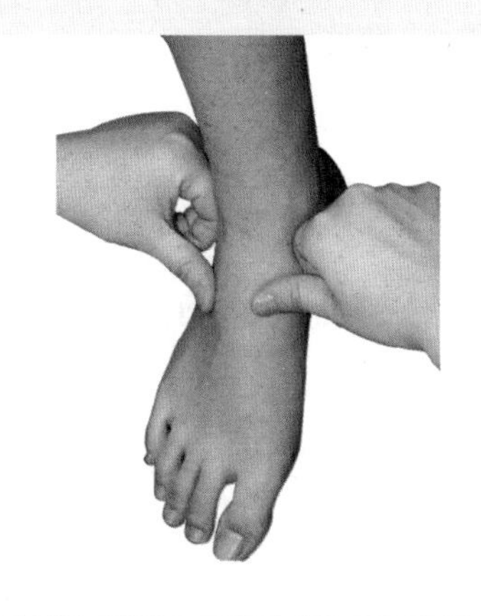

图 3-61 足部按摩疗法 2

5 灸法

部位 内关穴、中脘穴、足三里穴。

操作法 将艾条的一端点燃，对准以上穴位，距皮肤约2～3厘米，使局部有温热舒适感，每穴灸3分钟或灸至皮肤微红。

6 拔罐法

部位 第1组穴：大椎（在第7颈椎棘突下凹陷中），肝俞、脾俞。第2组穴：身柱（在第3胸椎棘突凹陷中）、胃俞、中脘。（图3–62）

操作法 消毒后先用三棱针在穴位处点刺1～3下，然后用闪火法拔罐10分钟。每次用一组穴位，两组交替使用。

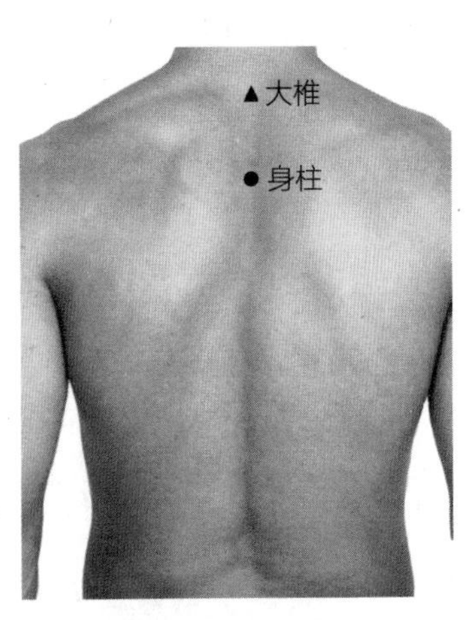

图 3–62 身柱

7 埋线法

部位 第1组穴：中脘透上脘穴。第2组穴：胃俞透脾俞穴，配足三里穴。

操作法 穴位处经常规消毒后，术者用皮肤大弯三角针穿入1号肠线，在距穴1厘米处进针，穿过皮下肌膜、肌层间至穴位的另一边1厘米处出针，将两端露在皮肤外的线头剪掉，提起皮肤，使肠线完全植入皮内，盖上消毒纱布，隔日1次，两组交替使用。每次10分钟。

8 耳穴按压疗法

部位

主穴：胃、十二指肠、交感、皮质下、口。配穴：三焦、神门、脾。（图3-63）

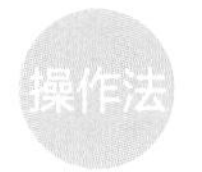

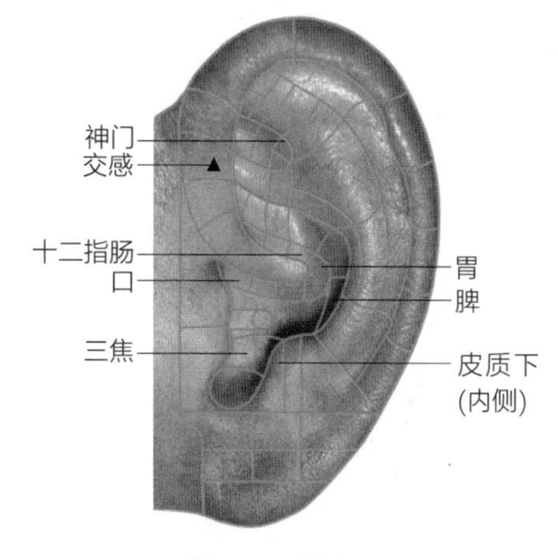

图 3-63 耳穴

患者取坐位，术者先用探棒在所选穴区内寻找压痛敏感点3～5个，将穴位处用75%酒精或湿纱布擦干净，然后把药（王不留行籽或绿豆半个）置于5毫米见方或棱形的胶布上，把药对准所选穴位的敏感点，并固定好胶布。按压3分钟，5分钟后，再按压2分钟，按压时力量要由轻渐重，以局部感到酸麻疼痛为好。

若没有王不留行籽或绿豆等药物，也可用手直接按摩，其方法是用拇、食、中、环指指端或指甲顶端垂直点掐穴位敏感点，也可用拇食指的螺纹面相对用力，按揉所选穴位的疼痛敏感点，使局部感到疼痛、酸胀为度。

9 指针疗法

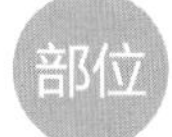

主穴：中脘，足三里，内关3穴；配穴：静穴（在第6～12胸椎之间，正中线外缘1.5～2厘米压痛最明显处），安穴（在髂骨前上棘与后上棘之间，髂骨上缘之下3～4厘米有压痛处）2穴。（图3-64、图3-65）

右侧静穴配安穴，用于十二指肠溃疡，左侧静穴配安穴，用于胃溃疡。

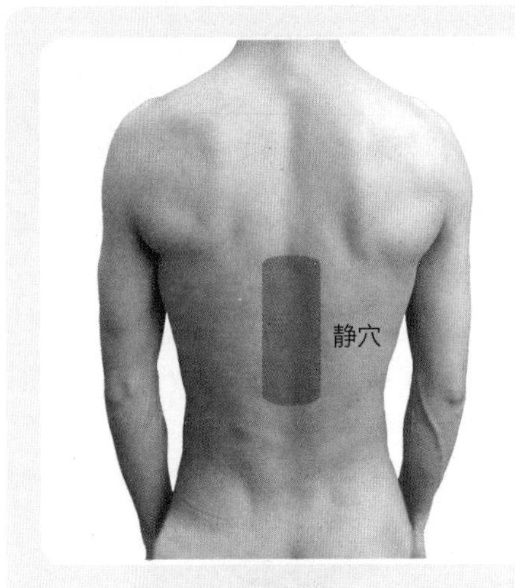

图 3-64 静穴

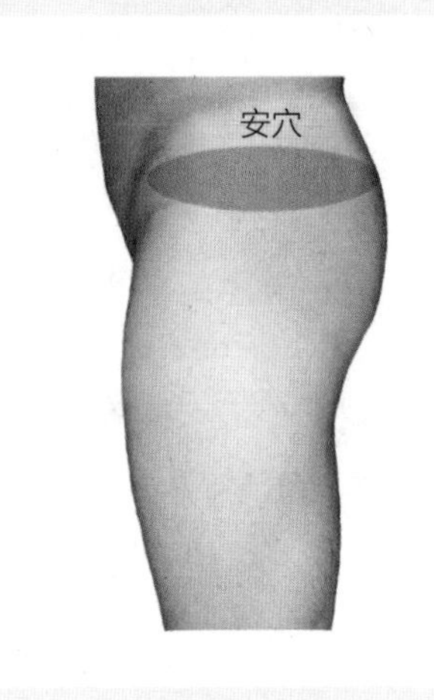

图 3-65 安穴

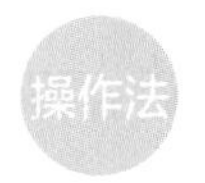

①患者先仰卧位。术者先用拇指平揉各穴，共约3分钟。要求用力均匀，勿过重，患者感到舒适柔和。然后在中脘穴用拇指行扪法，用力由轻到重，可与揉法交替使用。足三里、内关两穴在平揉之后，轻用扪法，也可配合捏法3分钟。

②令患者改俯卧位。术者在背部寻找到静穴，用双手拇指平揉100次，再扪1分钟，也可揉扪交替使用，使患者感到有鼓胀感。用力要柔和，不要突然加力。对病情较重，体质较虚的患者，用力不宜过大，以免伤及正气。

③让患者侧身（先左后右）。术者寻找出安穴，轻用揉扪法，左右两穴共200次。也可根据安穴的位置，靠前者仰卧。靠后者俯卧，用双拇指揉扪。

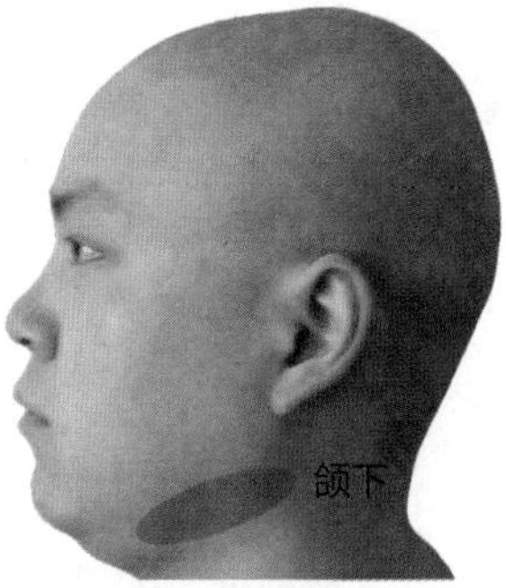

10 皮肤针疗法

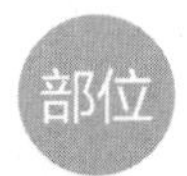

第5～12胸椎、颌下（图3-66）、胸锁乳突肌（图3-67）、上腹部、剑突下

颌下

图 3-66 颌下

（图3-68）及中脘、内关、足三里等穴位。

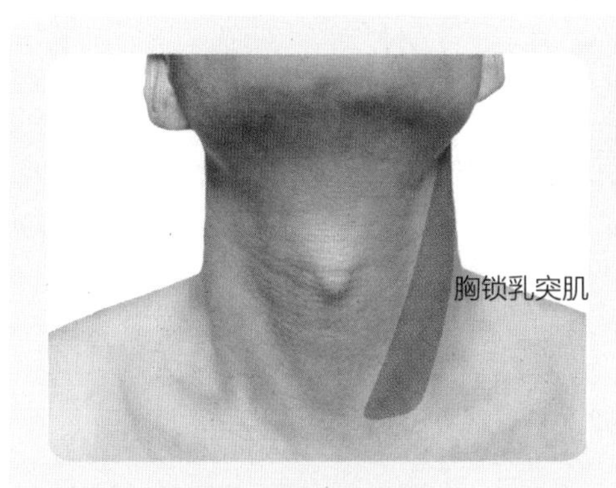

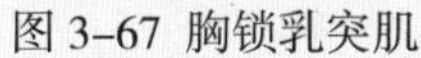
图 3-67 胸锁乳突肌

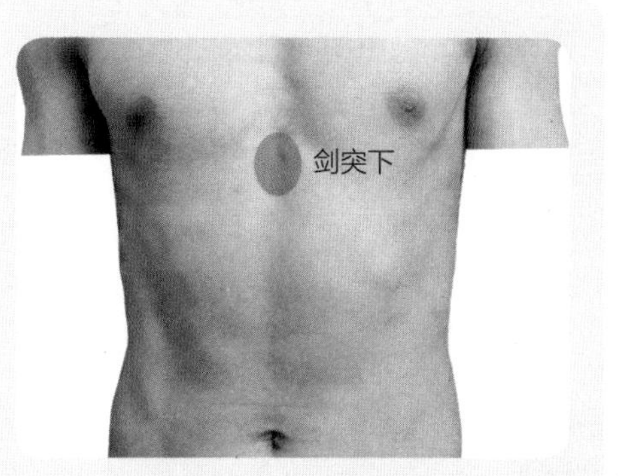

图 3-68 剑突

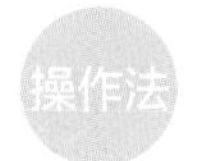
操作法 分为仰卧位及俯卧位两法。

仰卧位患者仰而平躺在床上。术者在患者颌下及胸锁乳突肌处寻找压痛或结节，然后持梅花针依次叩打颌下、胸锁乳突肌、上腹、剑突下、中脘、内关、足三里，要求用力均匀，勿过猛，以皮肤微红为宜，在有压痛或结节处，反复叩刺，使皮肤隐隐出血。时间为5分钟。

俯卧位患者俯卧于床上，术者在5～12胸椎两侧寻找条索及压痛点，在第5～8胸椎两侧查寻有无泡状软性物。之后持皮肤针叩打脊柱两侧，重点叩打有条索、泡状软性物及压痛处，叩至皮肤微红，若症状较重者，可重叩至皮肤微微出血。时间为5分钟。

11 穴位敷药疗法

（1）十二指肠溃疡

药物 鲜毛茛适量。

部位 胃俞穴、肾俞穴（在第2腰椎棘突下，旁开1.5寸）。

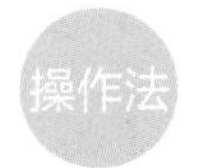

将鲜毛茛除去叶茎留根须，清水洗净阴干，切碎，加红糖少许（约3%）共捣如泥状，取适量分别敷于双侧胃俞、肾俞四穴，上盖纱布，用胶布固定，10分钟后，待患者局部有蚁行感，即可将药取下。

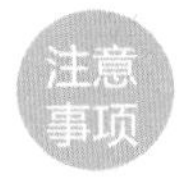

若局部起泡，切勿刺破，待其自行吸收，应注意局部清洁，以免出现感染。

② 胃、十二指肠溃疡

药物1 细辛12克。

部位 胃脘部，以中脘穴为主。

操作法 将药研成细末，用甘油调成膏状，摊于15厘米见方的纱布块上，贴于胃脘部，10分钟后取下，若疼痛未缓解，可延长敷药时间。

药物2 生姜、连须葱头。

部位 胃脘部。

操作法 将生姜、连须葱头捣烂，下锅炒热，用布包裹，趁热贴敷于胃脘部，待凉了之后，取下。本方适用于畏寒肢冷，胃痛喜暖者，时间为10分钟。

12 药物贴脐疗法

药物 寒痛乐（药店有售）。

部位 神阙穴（即脐中）。

操作法 将寒痛乐贴于脐部。时间为10分钟。

13 中成药疗法

(1) 归脾丸

服法 蜜丸成人每服1丸，空腹温开水送服。

适应证 便血、吐血，面色苍白，四肢不温，消瘦。

(2) 温中健胃丸

服法 成人口服每次6克，温开水送下。

适应证 胃脘冷痛，喜温喜按者。

(3) 锡类散

服法 成人口服每次600毫克，空腹温开水送下。若能在早5时及晚9时，每日服用2次，坚持一个月，则疗效更为巩固。

14 气功疗法

(1) 铜钟气功

姿势 一般采用站功，对病情较重，体质虚弱者，则先练卧功。

呼吸 先做自然呼吸，后做腹式深呼吸。时间为3分钟。

意守 意守中脘穴或丹田（脐中）。时间为3分钟。

辅助功 搅海。先用舌尖抵触上唇根部，然后以舌尖和舌前部按顺（逆）时针方向搅动上下唇和两腮。左右各36次，此时口中津液增多，以津液漱口36次，再将津液分三次缓缓咽下。时间为4分钟。

(2) 强壮功

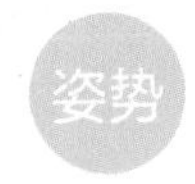

自然盘膝，也可采用站势，即立正姿势。要求头正直，两脚开立与肩同宽，微屈膝，两手微屈放于小腹部前，两手心相对，距离10～12厘米。

呼吸

分静呼吸法、深呼吸法及逆呼吸法。各2分钟。

静呼吸法：如平时呼吸时那样自然。呼吸时要均匀、细缓。

深呼吸法：在自然的基础上，比平时呼吸深长些，逐渐调整到静细、深长、均匀。

逆呼吸法：腹肌配合运用，与平时呼吸相反，吸气时腹肌收缩，呼气时扩张。

练功时思想集中想丹田（脐中或脐下1.5寸处）。要似有似无地想，不能精神紧张地守丹田。时间为4分钟。

15 饮食辅助疗法

(1) 鲜包菜饴糖汁

用料 鲜包菜、饴糖适量。

制法 将包心菜用冷开水洗净后捣烂，置消毒纱布中绞汁。

服法 每日早、晚饭前，取包心菜汁一杯加温后，加入适量饴糖饮服，每日2次。

(2) 猪肚粳米粥

用料 猪肚一个，粳米适量。

制法 猪肚洗净剁成肉酱，加淀粉及辅料做成丸子，放在砂锅里炖熟。另将粳米适量熬成粳米粥。

服法 每次1丸，连汤拌粳米粥服用。

(3) 糖蜜红茶饮

用料 红茶、蜂蜜、红糖适量。

制法 将红茶放入保温杯中，以沸水冲沏，加温水浸10分钟，再调入蜂蜜和红糖。

服法 趁热频频饮用。

(4) 荷叶藕节煎

用料 鲜荷叶、藕节、蜂蜜。

制法 鲜荷叶剪去边缘，叶蒂与藕节切碎，加蜂蜜，用木棍捶烂，加水煎煮1小时。

服法 每日2~3次温服。此方适用于胃及十二指肠溃疡出血者。

(5) 莲藕田七汁

用料 鸡蛋一个、莲藕250克、田七30克。

制法 将田七研成细末备用。把鸡蛋打入碗内搅拌，加藕汁30毫升（用鲜藕洗净去皮后榨汁）及田七末拌匀，可酌加冰糖适量调味。隔水炖热。

服法 每天1剂，连服8~10天。此方适用于溃疡有出血者。

(6) 旱莲草红枣汤

用料 鲜旱莲草、红枣适量。

制法 将鲜旱莲草、红枣洗净，加水两碗，煎至一碗。

服法 每日2次，去渣饮汤。适用于溃疡有出血者。

饮食原则

(1) 避免进食化学性和物理性刺激过强的食物，如：肉类、浓茶、浓咖啡、酒等以及过甜、过咸、过辣的食物。过硬的或含纤维素多的食物如粗粮、韭菜、整粒大豆等均不易消化，故不宜多食。

(2) 为了补充营养，可常喝牛奶、豆浆及吃奶酪等。在烹调上应以蒸、烧、煮、烩、炖为主，少吃煎、炸、烟熏、腌腊、生拌菜等。

(3) 饮食要定时定量，且少食多餐。

④ 病灶少量出血时，应以牛奶、豆浆、藕粉等流食为主。但不宜多加糖，亦应少食多餐。出血停止，病情比较稳定后，逐渐改用面糊、稀粥、蛋羹以及饼干等食物。

⑤ 大量出血的患者应禁食。一般在止血24小时后，才可给予少量流食，待病情稳定后，在原来基础上逐渐加大流汁，以至半流、软食。

⑥ 急性穿孔时，应停止一切饮食。

六、胃黏膜脱垂

胃黏膜脱垂是指胃幽门窦部的过于松弛的胃黏膜进入幽门而突出于十二指肠球部的一种消化道疾患。

（一）临床表现

由于脱垂程度不同，轻者可毫无症状，重者可出现上腹部疼痛、恶心、呕吐、嗳气和反酸等表现，多在进食后加重，在体位改变，向左侧卧位时，症状减轻，呕吐后也可缓解，若脱垂的黏膜因幽门痉挛而不能复原时，则可引起严重呕吐。如果脱垂黏膜长期被嵌顿可引起糜烂坏死，大量出血。

（二）10分钟缓解术

1 自我按摩法

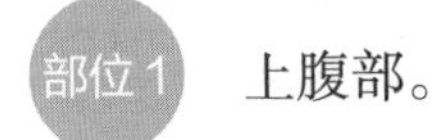

上腹部。

操作法 患者左侧卧位。将右手掌放在上腹部，顺时针、逆时针方向各抚摩100次。以腹部有温热舒适感为度。每次做3分钟。

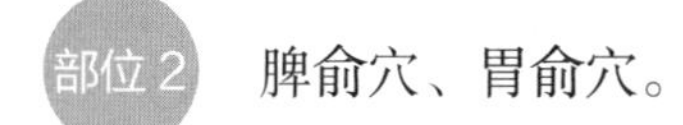

部位2 脾俞穴、胃俞穴。

操作法 患者仰卧，双手握拳置于背后，用掌指关节抵住脾俞穴、胃俞穴或附近的压痛点，使局部产生明显的酸胀感，持续顶按各2分钟。然后坐位，用手掌揉按或擦搓脾俞穴、胃俞穴部位3分钟。

部位3 内关穴、合谷穴。

操作法 用拇指交替点揉双侧内关穴与合谷穴各1分钟，以局部有酸胀感为度。

部位4 足三里穴。

操作法 用双手拇指同时点揉双侧足三里穴，由轻到重，使局部产生较强的酸胀感，并向足踝部放散。时间为1分钟。

2 腹式呼吸法

操作法 患者取左侧卧位。吸气时腹部向内收缩，呼气时腹部向外鼓，反复进行5分钟，要轻柔和缓。最后用手轻拍腹部20次。

3 推拿疗法

部位1 中脘穴、右梁门穴、下脘穴。

操作法 患者仰卧。术者用右手掌紧贴于患者的上腹部，顺时针和缓揉摩3分钟，同时配合一指禅推法在中脘、右梁门、下脘三穴做重点揉按2分钟，随后以右手拇指按压在右梁门穴上，用力由轻到重，持续2分钟，至指下有温热感时，缓缓松手。

部位2 太乙穴、中脘穴。

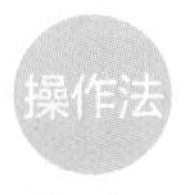

患者仰卧。术者用右手拇指点按太乙穴，逐渐用力下压，使局部有酸胀感时，推向中脘穴，如此反复操作5分钟。然后用大鱼际揉上腹部，以中脘穴为重点按摩5分钟。

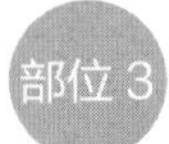

脾俞穴、胃俞穴、三焦俞穴。

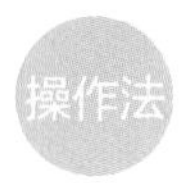

患者俯卧。术者用双手拇指分别按揉以上各穴，每穴3分钟，然后用大鱼际擦搓此部位，以局部产生温热感为度。

4 足部按摩疗法

胃、十二指肠、肾、输尿管、腹腔神经丛。（图3–69）

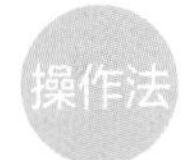

患者坐位或半卧位，将脚放在床上。术者在将按摩的脚上抹上一层润滑剂，以一手持脚，另一手半握拳，食指弯曲，以食指第一指间关节顶点施力，由脚趾向脚跟方向按摩肾、输尿管、膀胱反射区13遍，然后重点刺激胃、十二指肠、腹腔神经丛反射区14～16遍，使患者感觉有明显的酸痛感。最后再按摩肾、输尿管、膀胱反射区13遍。时间为10分钟。

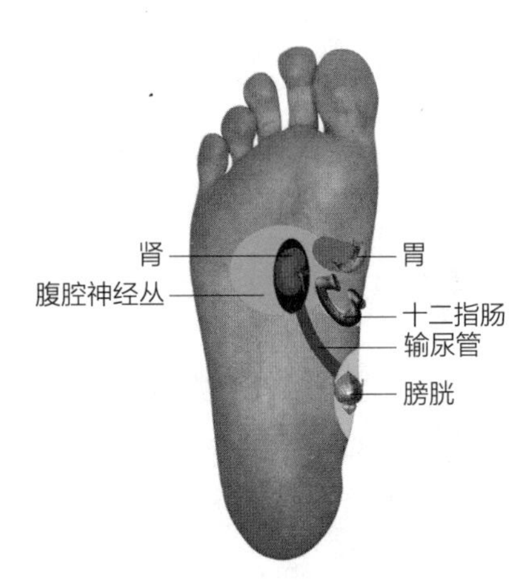

图 3–69 足部反射区

5 灸法

(1) 艾条温和灸

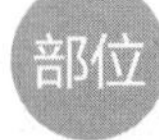

百会穴、中脘穴、脾俞穴、气海穴、胃俞穴、足三里穴。

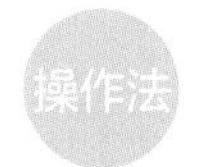

将艾条的一端点燃，对准穴位，距皮肤2～3厘米施灸，使穴位处有温热感，而又不灼烫，灸10分钟，至皮肤发红。

(2) 艾炷隔姜灸

部位 中脘穴、梁门穴、足三里穴。

操作法 取直径2厘米，厚约0.2厘米的鲜姜片，用针穿数孔，放在中脘穴、梁门穴、足三里穴上，而后置莲子大艾炷于姜片上，并在顶端点燃。当感觉灼烫时，用镊子将艾炷取下，另换1炷继续灸之。每穴灸5～7壮，时间为10分钟。

6 拔罐疗法

部位 左脾俞穴、左梁门穴。

操作法 患者平卧。术者取小型火罐（口径3～4厘米），用闪火法在左侧梁门穴上拔罐，留罐10分钟。再令患者换俯卧，术者用同法在患者的左脾俞穴拔罐10分钟。

7 耳穴按压疗法

部位 主穴：胃、神门、交感、脾。配穴：皮质下、腹、小肠、十二指肠。（图3-70）

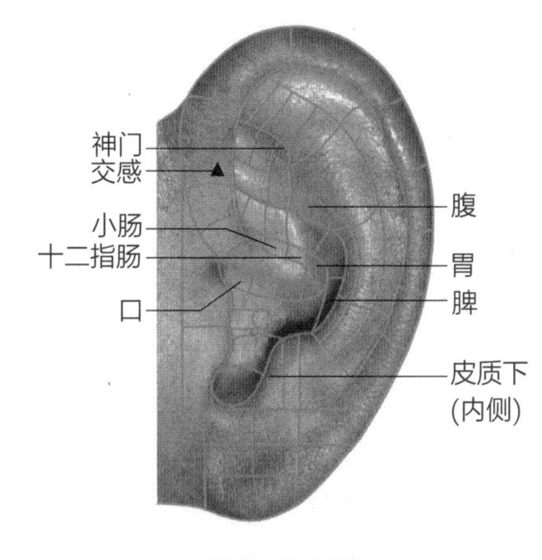

图3-70 耳穴

操作法 患者取坐位，将耳暴露于明亮的阳光下。术者先观察患者耳部，一般胃黏膜长期被嵌顿可引起糜烂，此时在胃区、小肠区等穴位处可有潮红或红晕。术者可用探棒寻找穴位敏感点。将王不留行籽或半粒绿豆贴于5毫米见方的胶布上，固定于穴位敏感点上，一般选4～5穴，每穴按压2分钟，以局部产生疼痛酸胀感为宜。或用钝头小棒触压，要求一松一紧，用力均匀。

8 气功疗法

1 放松功

功法 三线放松法。是将身体分成两侧、前面、后面三条线，自上而下依次进行放松。

第一条线 ＞ 头部两侧→颈部两侧→肩部→上臂→肘关节→前臂→腕关节→两手→十指。

第二条线 ＞ 面部→颈部→胸部→腹部→两大腿→膝关节→两小腿→两脚→十趾。

第三条线 ＞ 后脑部→后颈部→背部→腰部→两大腿后面→两膝窝→两小腿后面→两脚→两脚底。

先注意一个部位，然后默念“松”，再注意次一个部位，再念“松”。从第一条线开始，每放松完一条线，在止息点轻轻意守1～2分钟。第一条线的止息点在中指，第二条线的止息点在大脚趾，第三条线的止息点在前脚心。当放松完三条线的循环后，再意守脐部3～4分钟。一般练2～3个循环。

2 内养功

患者在做放松养练功之前要准备充分，练功过程中精神与肉体应保持松弛的状态。既要身体放松，又要意识放松。

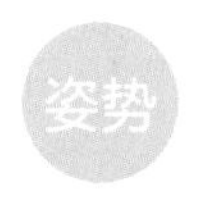

侧卧于床上（左右均可），腰部宜稍弯，头略向胸收，平稳着枕，口眼轻闭。上肢手掌自然放在髋部，另一手置于枕上，手掌自然分开。下侧小腿自然伸直，上面的腿弯曲放在另一条腿上。

也可采用平坐势，自然端坐，头正直，松肩含胸，口眼轻闭。两手轻放在大腿上，腰部自然伸直，腹部宜松，臀部的1/3或2/3坐在凳上，要平稳，两腿平行分开，两膝与肩同宽或相距两拳。

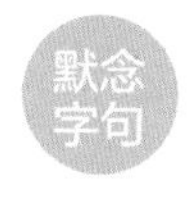

在练功呼吸时，须随同默念字句。但只是用意念，而不要念出声。一般由3个字开始，根据病情可逐渐增加，但字数最多以不超过9个字为宜。常用的字句是“自己静”“自己静坐”“自己静坐身体好”“自己静坐身体能健康”。时间为2分钟。

有硬、软两种呼吸法。

硬呼吸法：即鼻吸气时舌抵上腭，气自然吸入，引到小腹，鼻呼气时，舌放下，如此反复。从默念第一个字时开始吸气，念中间的字时停顿呼吸，中间的字越多，停的时间越长，念最后一个字时将气呼出。

软呼吸法：即用口鼻呼吸，吸气时自然地吸入引导到小腹，随时将气自然地呼出，然后停顿呼吸和默念字句，同时舌抵上腭。字句念完，舌即放下，再吸气，如此反复。练3分钟。

意守丹田，排除杂念，思想集中，达到入静，保持5分钟。

七、胃痉挛

胃痉挛是由于精神等多种因素，使胃的神经功能失调，从而引起胃肠功能障碍。

（一）临床表现

上腹部发作性疼痛，无规律性，按压后减轻。患者常伴有神经官能症病史，还多有消化不良症状，如嗳气、食后腹胀等。

（二）10分钟缓解术

1 推拿疗法

部位1 膻中穴（在两乳头中间）。

操作法 患者仰卧。术者用右手拇指尖先轻后重加压膻中穴2分钟，以有酸痛感为度。多可1次而愈。

部位2 胆俞穴。

操作法 患者俯卧。术者用中指末端重度按压胆俞穴（双侧），顺时针转2分钟。此法适用于胃痛且攻窜两胁者。

部位3 足三里穴。

操作法 患者仰卧或坐位。术者用双手拇指端同时按揉足三里穴，使局部有明显的酸胀感，并向足踝部传导。按揉3分钟。

部位4 中脘穴。

操作法 患者仰卧。术者用四指掌侧面，紧贴于中脘穴，顺时针揉摩3分钟，以透热痛止为度。

② 手部按摩疗法

部位 胃点（全息穴）。（图3–71）

操作法 用拇指指端点掐胃点，采取一按一放的手法。操作10分钟。

③ 足部按摩疗法

部位 胃、腹腔神经丛。（图3–72、图3–73）

操作法 患者坐位，将脚放在床上或方凳上。术者以一手持脚，另一手半握拳，食指弯曲，以食指的第一指间关节顶点施力，顶按胃、腹腔神经丛反射区，使足部产生明显的酸痛感。按摩10分钟。

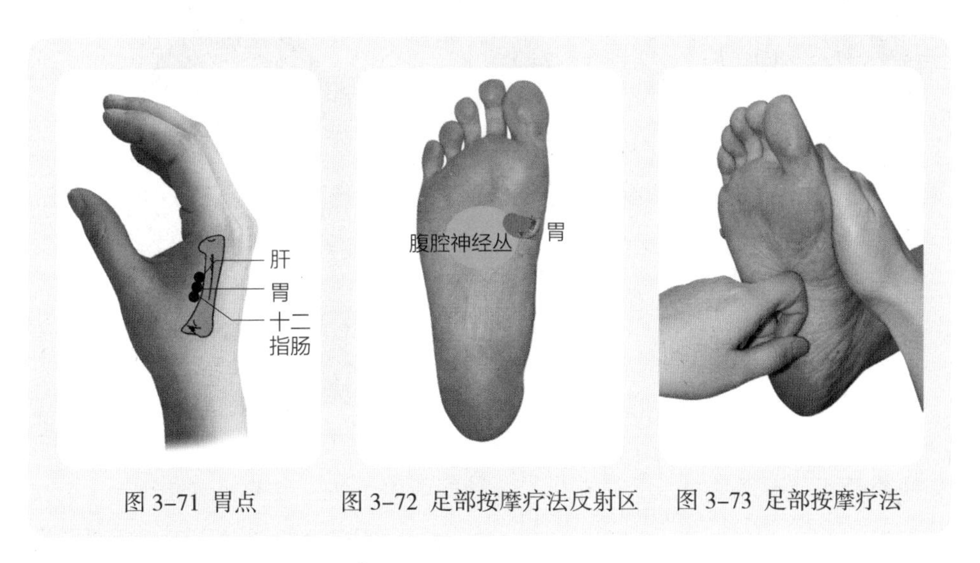

图 3–71 胃点　图 3–72 足部按摩疗法反射区　图 3–73 足部按摩疗法

④ 灸法

部位 中脘穴、胃俞穴、足三里穴。

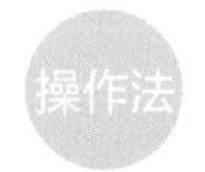

将艾条的一端点燃，对准穴位，距皮肤约1厘米处熏灸，当感觉灼烫时，将艾条移开片刻，然后再如法施灸。如此反复操作10分钟。

5 刺络拔罐法

部位 胆俞穴、胃俞穴。

操作法 患者俯卧。选好穴位后，用酒精棉消毒穴位皮肤，先用三棱针在穴上点刺2～3下，然后取口径3～4厘米的火罐，用闪火法拔在穴位上。留罐10分钟。

6 耳穴按压疗法

部位 主穴：胃、肝、神门。配穴：交感、皮质下、枕。（图3–74）

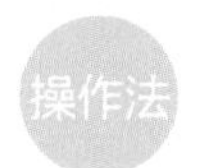

术者在患者耳部寻找压痛敏感点1个或2个，将王不留行籽贴在胶布上，固定于其中1个压痛敏感点上，按揉该点，使局部有疼痛酸胀感，用力稍重，但不能猛然加力。若疼痛未消除，再取王不留行籽置于另一个压痛敏感点上，按揉此穴，并逐渐加大力量，待疼痛缓解为止。注意用力不宜过大，以免损伤耳膜。或用按摩法按揉耳郭，尤其在压痛敏感点处，反复按揉。也可配合指切，使局部产生疼痛感为宜。时间为10分钟。

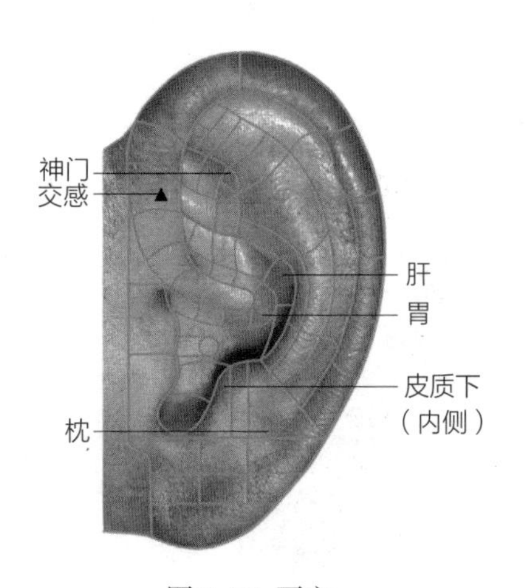

图 3–74 耳穴

7 指针疗法

部位 内关穴、合谷穴、梁丘穴。

操作法 患者坐位或仰卧位。术者先揉合谷穴120次，再捏压2分钟，要求手法要重，使局部产生较强的酸胀感，直至疼痛缓解。

若疼痛没有缓解，或缓解不明显，再揉梁丘穴，配合扪压，使穴位局部产生较强的酸麻胀感，并向上传导。同时可配合揉内关穴，并扪压2分钟。

8 穴位贴敷疗法

(1) 炒川椒

药物 川椒30克。

部位 胃脘部。

操作法 川椒上锅炒热后，趁热用布包好敷烫胃脘部10分钟。

(2) 射干、蜘蛛香

药物 射干、蜘蛛香各16克。

部位 胃脘部。

操作法 上药捣烂为泥，用布包好，敷于穴处，若疼痛需得热才缓解者，可加热水袋在药上热熨10分钟。

9 饮食疗法

(1) 红糖水

把红糖适量加入白开水中制成糖水，一口气喝下去。

(2) 鸡蛋冰糖酒

用料 鸡蛋12个、冰糖500克、黄酒500克。

制法 将鸡蛋打碎搅匀，加入糖、酒共熬成焦黄色。

服法 饭前口服一大匙。

(3) 高粱米灶心土方

用料 高粱米50克、陈灶心土1块。

制法 将高粱米及陈灶心土共加水煎1小时，然后澄清去渣。

服法 顿服。

(4) 姜汁甜牛奶

用料 鲜牛奶150～200毫升、生姜汁1汤匙、白糖少许。

制法 将上料放瓦盅内隔水炖后服用。

八、胃肠功能紊乱

胃肠功能紊乱是神经功能紊乱所引起的胃分泌和运动功能障碍，多为精神因素的影响，而无器质性病变。

（一）临床表现

上腹部疼痛不适，常伴行反酸、嗳气、厌食、恶心、呕吐、剑突下烧灼感，食后饱胀等胃部症状。

呕吐常在进食后发生，不费力。但量不多，无明显恶心，不影响食欲和摄入量，呕吐后即可食。嗳气常反复发作，多在有人在场时发作，且声音较大。

可同时伴有其他症状，如倦怠、健忘、注意力不集中、神经过敏、多梦、失眠、胸闷、心悸、忧虑等。

（二）10分钟缓解术

1 推拿疗法

部位1 背部夹脊（第1胸椎至第5腰椎棘突旁开0.5寸处）及心俞、膈俞、肝俞、脾俞、胃俞、三焦俞、肾俞、大肠俞等穴。（图3–75）

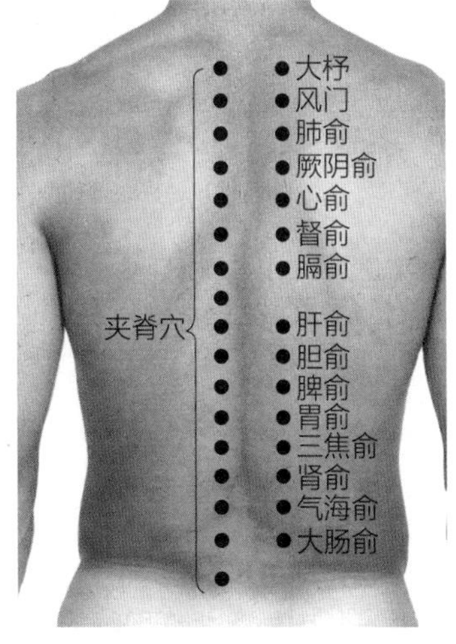

图3–75 背部夹脊穴

操作法1 患者俯卧。术者居其侧，先以掌推法在整个背部由上往下平推3～5遍，重点在第9胸椎至第4腰椎部位治疗，可同时配合揉法，然后用拇指按揉背部夹脊穴及胃俞穴等，若有明显压痛点，可做重点按揉，使局部产生较明显的酸胀感。背部按摩10分钟。

部位2 背部夹脊穴及膀胱经第一、二侧线。

操作法2 患者俯卧。术者在患者背部涂少许按摩乳或冬青油，然后用肘推法沿背部夹脊穴及膀胱经第一、二侧线部位，自上而下缓慢推移3～5遍。用力要均匀、深透。时间为5分钟。

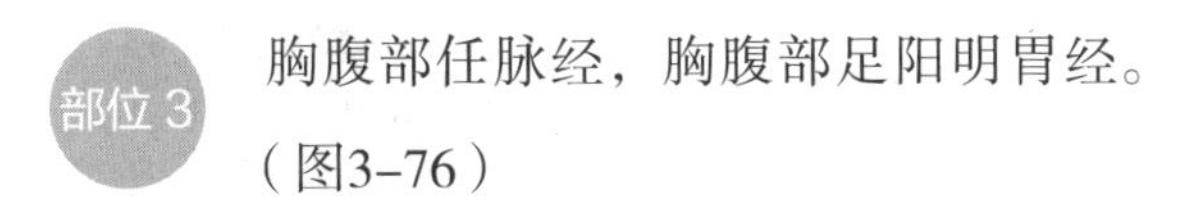

部位3 胸腹部任脉经，胸腹部足阳明胃经。（图3–76）

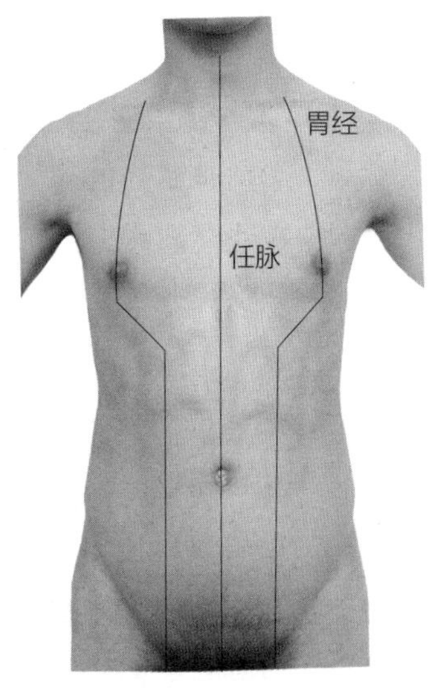

图3–76 胃经、任脉

操作法3 患者仰卧。术者先以一手掌紧贴于患者胸骨上部，缓慢向下推移至小腹部

12～13次，再从锁骨中点部位沿足阳明胃经向下推至小腹部，左右各推12～13次。时间为5分钟。

部位4 腹部。

操作法4 患者仰卧，放松腹部。术者用手掌紧贴于患者的上腹部，顺时针方向做轻柔和缓的揉摩5分钟。

部位5 膻中穴（两乳头连线之中点，平第4肋间隙）。

期门（乳头直下，第6肋间隙）、中脘穴、梁门穴、天枢穴、气海穴。（图3–77）

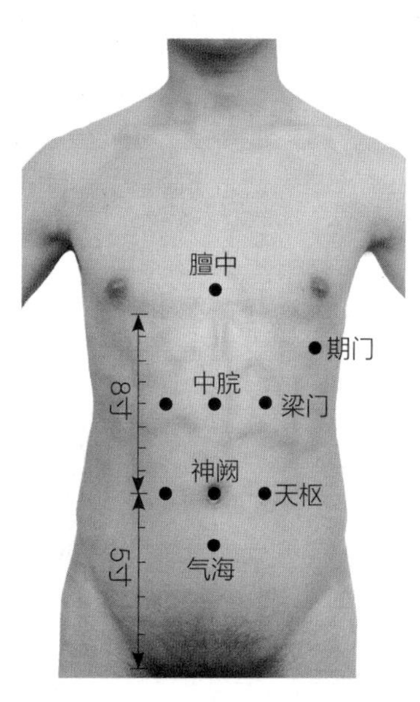

图3–77 腹部穴位

操作法5 患者仰卧。术者用拇指端分别点揉以上各穴，每穴点半分钟。或用一指禅推法治疗。

部位6 内关穴、公孙穴。

操作法6 患者仰卧。术者左手拇指点掐患者右手内关穴，同时右手点掐患者左侧公孙穴，用力由轻到重，然后再减轻，点掐半分钟。交替点掐相应部位。

部位7 头部前额。百会穴、印堂穴、神庭穴、攒竹穴、太阳穴。（图3–78）

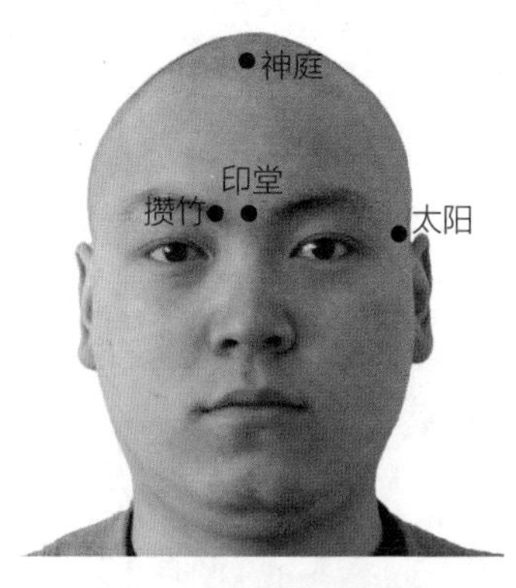

图3–78 头部前额穴位

操作法7 患者仰卧。术者用一指禅推法在前额施术，由印堂直上推至神庭穴5～10遍，再由攒竹穴直上推至入发际5分处

5～10遍，然后由印堂推至太阳穴5～10遍。

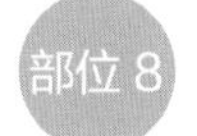

部位8 头部。百会穴、印堂穴、太阳穴、风池穴（在胸锁乳突肌与斜方肌上端之间的凹陷中）。（图3–79）

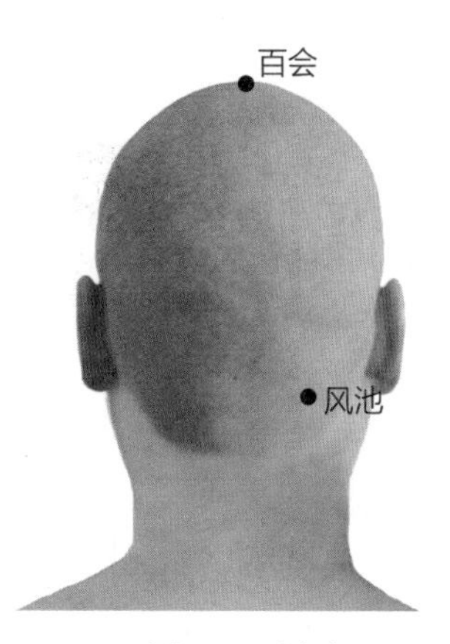

图3–79 风池

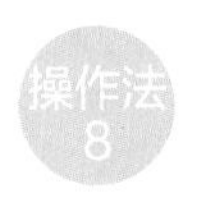

操作法8 患者仰卧。术者用双手拇指指腹，由印堂向两侧沿眉弓推至太阳穴、再到耳上，经耳后止于风池穴，反复操作5～10次，用上法重推头顶百会穴5次。

部位9 风池穴、肩井穴（在肩峰与大椎穴连线的中点处）。

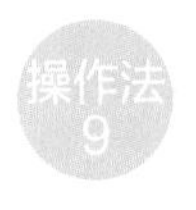

操作法9 患者坐位，术者立于其后，用拇指和其余四指对应拿捏颈部风池穴，一紧一松地拿捏，可同时配合按揉，然后在整个项部用此法治疗10～20次。随后拿肩井穴10～20次，擦两胁肋部5～10次。

2 斜扳法

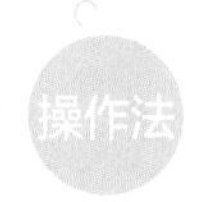

操作法 患者俯卧。术者一手推其腰部，一手扳其肩部，将肩扳到不能再抬高的程度时，推腰之手再略用力向下推之。或患者侧卧，在上面之腿略屈曲。术者一手推在臀部，一手推在肩前方，微将腰部摇晃数次后，推扳之两手相对用力，到躯体不能再旋转的程度时，推臀之手再略用力向前推臀部，当听到“咯咯”声时，则手法完毕。

此法适用于胸椎棘突偏歪、棘突旁压痛等脊柱失稳征象者。（图3–80、图3–81）

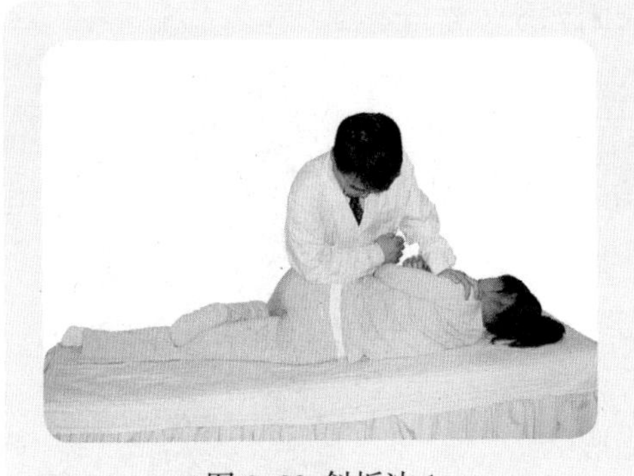

图 3-80 斜扳法 1

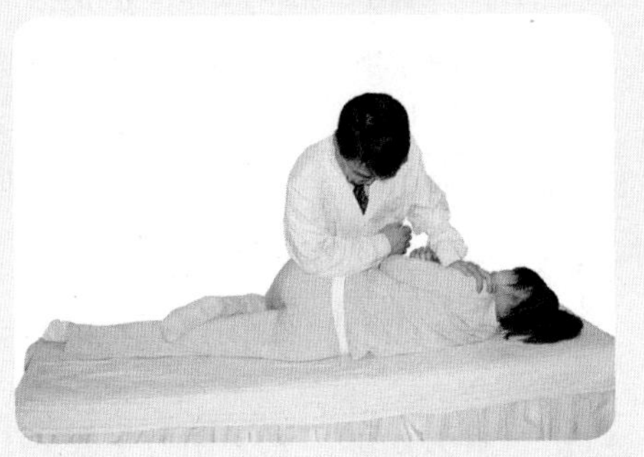

图 3-81 斜扳法 2

3 手部按摩疗法

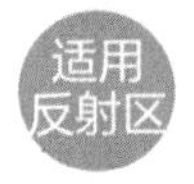

胃、大小肠、脾、胃脾大肠区、心及脑垂体反射区。（图3-82）

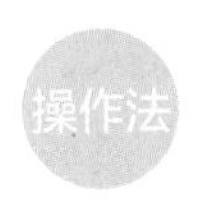

用拇指按揉心、胃、脾、胃脾大肠区各1分钟，直推脑垂体反射区2分钟。最后用拇指腹顺时针揉摩手心4分钟，操作柔和轻快。

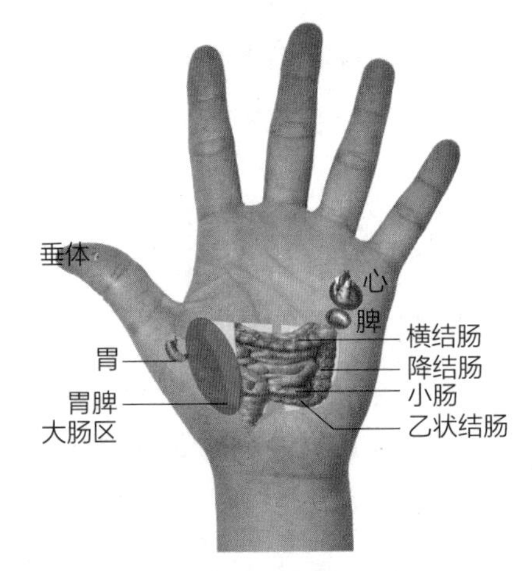

图 3-82 手部按摩疗法反射区

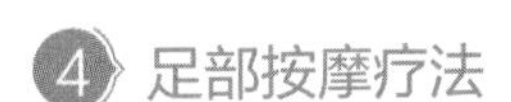

4 足部按摩疗法

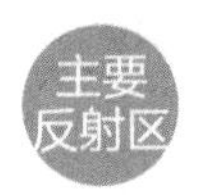

胃、腹腔神经丛。（图3-83）

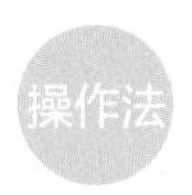

患者坐位，将脚放在床上。术者用一手持脚，另一手半握拳，食指弯曲，以食指第一指间关节顶按以上反射区各5遍。用力方向均由脚趾向脚跟方向，各2分钟。

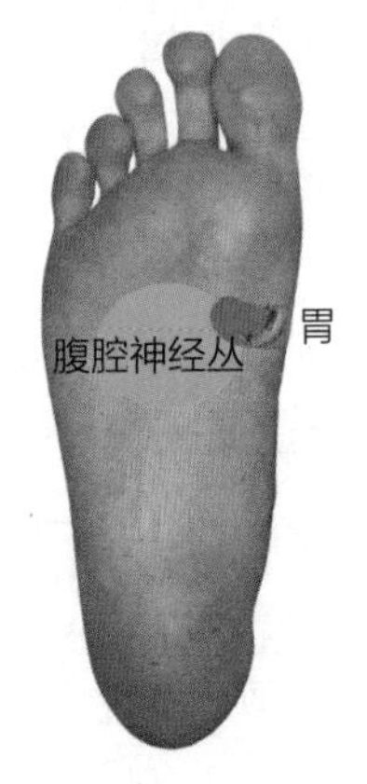

图 3-83 足部按摩疗法反射区

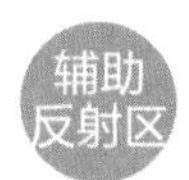

肾、输尿管、膀胱、头。

操作法 术者仍以上法点按头部反射区3～5遍，使产生较强的刺激，然后由脚趾向脚跟方向压刮肾、输尿管、膀胱反射区3遍，时间为4分钟。

5 灸法

(1) 灸条温和灸

部位 内关穴、中脘穴、足三里穴、脾俞穴、胃俞穴。

操作法 每次选2～3穴，将艾条的一端点燃，对准穴位施灸，以局部有温热感，但不觉灼烫为度，每穴灸5分钟至皮肤发红。

(2) 艾炷隔姜灸

部位 中脘穴、天枢穴、期门穴、肝俞穴、脾俞穴、胃俞穴、内关穴、足三里穴。

操作法 每次选3～4穴，用艾炷隔姜灸法操作。时间为10分钟。

6 拔罐法

(1) 留罐法

部位 胃俞穴、中脘穴。

操作法 取口径3～4厘米的火罐，用闪火法拔在穴位上，留罐10分钟。

(2) 刺络拔罐法

部位 胃俞穴、中脘穴。

操作法 术者用酒精棉在穴位皮肤上消毒后，先用三棱针在穴位上点刺2～3下，然后取口径3～4厘米的火罐，以闪火法拔罐于点刺部位，留罐10分钟，出少量血为正常。

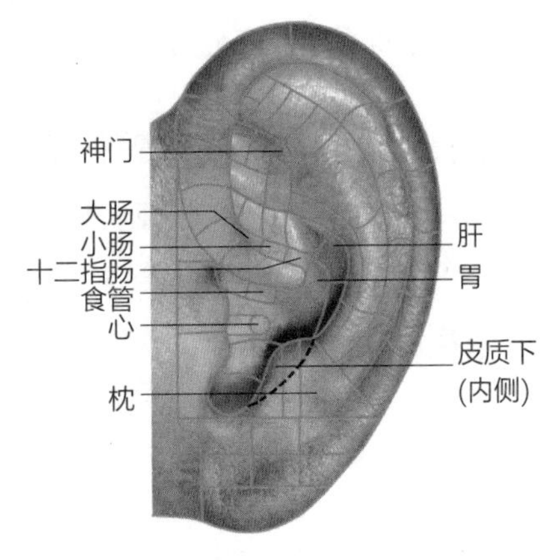

图 3-84 耳穴按压疗法

7 耳穴按压疗法

部位

主穴：食管、心、肝。

配穴：十二指肠、皮质下、神门、大肠、小肠。（图3-84）

操作法

术者先在明亮的自然光下，观察患者耳郭有无脱屑，然后用酒精棉把耳郭擦干净，用探棒寻找所选穴位有无压痛敏感点，将王不留行籽或绿豆半粒置于胶布上，贴于穴位敏感点处，固定好胶布，用拇指和食指指腹按揉10分钟，局部出现疼痛、酸胀、麻木即可停止按揉。

也可将手洗干净，用拇、食指的指腹直接按揉，在穴位敏感点处可加大力量，或用探棒一松一紧地按压穴位敏感点，直至疼痛缓解。

8 指针疗法

部位

肝俞穴、脾俞穴、胃俞穴、中脘穴、足三里穴、内关穴。

操作法

患者先仰卧位。术者用拇指揉扪中脘穴、足三里穴和内关穴，每穴揉100次，扪1分钟，使患者有酸胀感。然后患者改俯卧位，术者双手分别扪按肝俞穴、脾俞穴、胃俞穴，待疼痛缓解后再配合揉法，各穴揉100次。

9 皮肤针疗法

部位

背部第4～12胸椎旁开1.5寸、3寸足太阳膀胱经穴，上腹部任脉穴，上腹部足阳明胃经穴。

操作法 患者先仰卧位。在局部消毒情况下，术者持皮肤针由上至下叩打任脉经穴及上腹部足阳明经穴，尤其重点叩打上脘、中脘、下脘及梁门等穴。手法不宜过重，以皮肤潮红或隐隐出血为度。然后让患者改俯卧位，皮肤针由上至下依次叩打第4～12胸椎旁开1.5寸、3寸的穴位，在脾俞穴、胃俞穴要反复叩打，用力要轻，以皮肤微红为宜，时间为10分钟。

10 橡胶锤疗法

部位 背部第4～12胸椎旁开1.5寸、3寸两条侧线，腹部中脘穴及上、下肢的足三里穴、内关穴。

操作法 患者先俯卧位。术者持橡胶锤叩打背部第4～12胸椎旁开1.5寸、3寸两条侧线，用力不要太重，约持续三分钟，以患者有局部胀感或稍有疼痛为宜。然后让患者改仰卧位、用橡胶锤分别叩打中脘穴、足三里穴、内关穴，每穴约一分钟，以局部有酸麻胀痛感为宜，再持锤叩腹部三角区（见慢性浅表性胃炎），之后沿上肢内侧中线叩打约4分钟，沿线局部有胀、酸、麻感，并向无名指及腋下、胸部扩散。（图3–85）

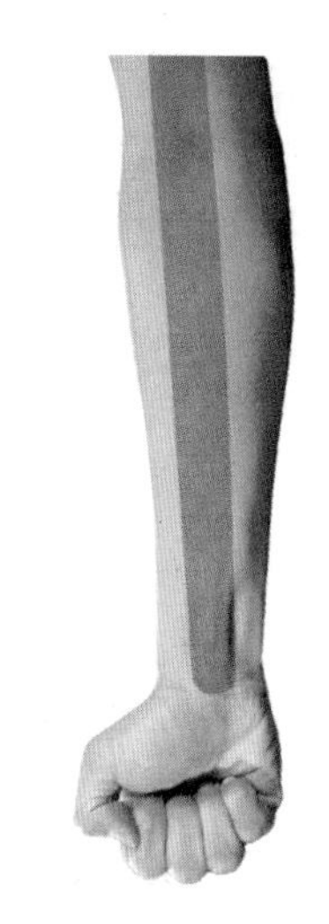

图 3–85 橡胶锤疗法部位

11 刮痧疗法

中脘穴、梁门穴、足三里穴、脾俞穴、心俞穴、肝俞穴、内关穴、三阴交穴。

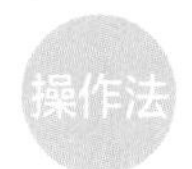

术者取坐位。先在患者背部涂抹润滑剂，持刮板呈45° 倾角，平面朝下刮，刮20下，以出痧为度；然后再刮拭心俞穴、肝俞穴、脾俞穴各

20下，配合刮中脘穴、梁门穴，伴有呕吐者刮内关穴，心烦者刮三阴交穴，每穴20下。时间约为10分钟。（图3-86、图3-87）

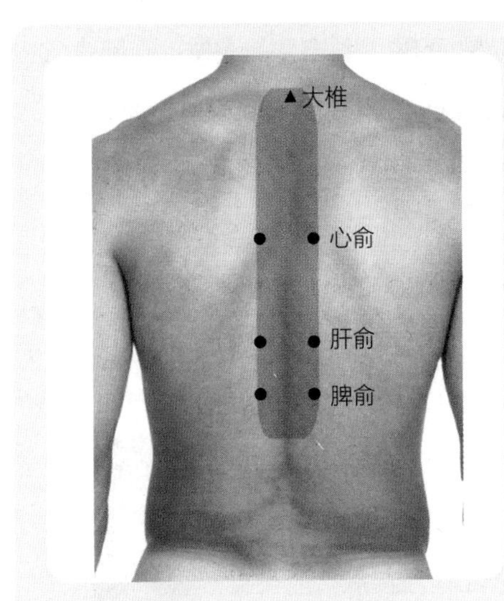

图 3-86 刮痧疗法部位 1

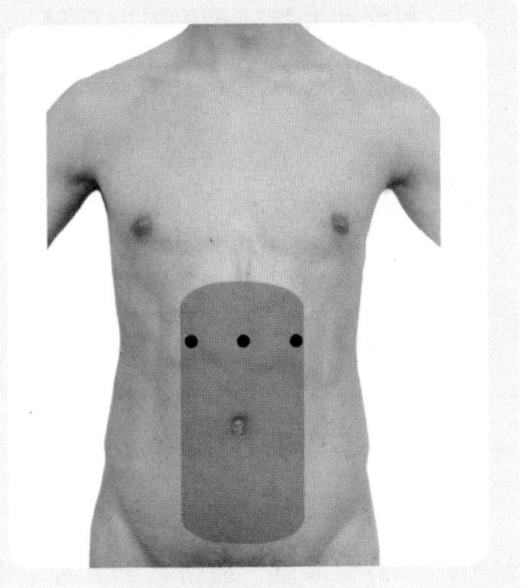
图 3-87 刮痧疗法部位 2

12 穴位贴敷疗法

(1) 调胃散

药物 郁金12克、大黄8克、元明粉6克、栀子6克、香附6克、黄芩6克。

部位 中脘穴。

操作法 将以上各药共研细末，外敷于胃脘处，上盖纱布，用胶布固定。10分钟后取下。

(2) 温胃丸

药物 白芥80克、细辛80克、甘遂20克、延胡索20克。

部位 足三里穴、天枢穴、中脘穴、脾俞穴、胃俞穴。

操作法 上药共研细末，用生姜汁调和成花生米大的药丸，药心放少许麝香，置于各穴位处，上盖纱布，用胶布固定。待皮肤出现痒或蚁行感后将药取下。时间约为10分钟。

(3) 胃脘膏

药物 川椒15克、干姜10克、附片10克、檀香10克、苍术20克。

部位 中脘穴，脾俞穴、胃俞穴。

操作法 以上诸药混合研成细末，过筛，用生姜汁调和如膏状，分别贴于中脘、脾俞、胃俞三穴上，上盖纱布，用胶布固定。约10分钟取下。

(4) 胡椒绿茶糊

药物 胡椒10克、绿茶3克、酒曲2个、葱白20克。

部位 中脘穴，膻中穴、期门穴，脾俞穴。

操作法 上药混合捣烂成糊状，分别贴敷于穴位上，上盖纱布或塑料布，用胶布固定。此方适用于胃肠神经官能症且伴有呕吐者。10分钟后取下。

(5) 生姜片

药物 生姜两大片。

部位 内关穴。

操作法 将生姜片贴于双侧内关穴，并用胶布固定。本法适用于胃肠神经官能症伴有呕吐者。10分钟后取下。

13 药物贴脐疗法

(1) 生姜半夏饼

药物 生姜10克、半夏10克。

操作法 将上药捣烂，做成饼状，外敷脐中。本法适用于伴有呕吐者。10分钟后取下。

(2) 止痛散

药物 香附、元胡各15克，广木香、九香虫各9克，高良姜15克，干姜6克。或另加冰片1.5克。

操作法 上药共研细末，取15克，撒入脐中，上盖纱布，用胶布固定。10分钟后取下。

(3) 巴豆胡椒泥

药物 巴豆3粒、胡椒粉3克、大枣10枚（去核）。

操作法 生姜先捣烂，去渣取汁备用。将巴豆碾成细末，加胡椒粉、大枣捣烂为泥，再将姜汁调入。取药泥如蚕茧大，敷于脐部，上盖纱布，用胶布固定。10分钟后取下。

(4) 栀子豆豉膏

药物 生栀子10枚、淡豆豉20粒、生香附10粒。

操作法 先将生姜捣烂取汁备用。将上药捣至融烂，加入生姜汁再捣至极烂，制成厚膏状。取药适量，敷于脐孔中，盖以纱布，用胶布固定。10分钟后取下。

(5) 行气止痛散

药物 川楝子、元胡、香附各6克，沉香3克，姜汁适量。

操作法 上方共研细末，取适量用姜汁调成糊状，敷于脐部，上盖纱布，用胶布固定。10分钟后取下。

(6) 樟艾莱菔散

药物 樟树皮15克、艾叶10克、莱菔子15克。

操作法 上药共研末，加白饭共捣成糊状，敷于脐上，上盖纱布，用胶布固定，10分钟后取下。

14 中成药疗法

(1) 乌梅丸

服法 成人每服1袋，空腹时温开水送服。

适应证 上腹剧痛，食欲不振，时呕，手足厥冷。

(2) 午时茶冲剂

服法 成人每服1袋，温开水冲服。

适应证 食欲不振，脘腹胀痛，大便溏软或便秘。

(3) 左金丸

服法 成人每服3～6克，温开水送服。

适应证 胃脘胀痛，胸胁胀痛，恶心呕吐，口苦吞酸。

15 饮食辅助疗法

(1) 姜橘土豆片

用料 鲜土豆100克、生姜10克、鲜橘汁30毫升。

制法 将鲜土豆、生姜榨汁，加鲜橘汁调匀，将杯放水中烫温。

服法 口服30毫升。

(2) 土豆粥

用料 土豆（去皮）250克，蜂蜜少许。

制法 将土豆洗净，切成丁，用水煮成粥状。

服法 将土豆粥加蜂蜜少许，空腹食用。

(3) 鸡蛋壳方

用料 鸡蛋壳洗净。

制法 将洗净的鸡蛋壳，放入锅内炒黄研成细粉末。

服法 用开水冲服。

(4) 半夏山药粥

用料 清半夏30克、山药细末50克、白糖少许。

制法 清半夏用温水淘去矾末，以砂锅煎取清汤200毫升，去渣入山药细末50克，煎2～3沸，粥成后加白糖。

服法 做早点空腹服。本法适用于伴有呕吐者。

(5) 带蒂柿饼方

用料 带蒂柿饼三个。

制法 将柿饼放在锅内蒸热。

服法 吃柿饼。适用于伴有呕吐者。

(6) 甘蔗姜汁方

用料 甘蔗汁半杯，鲜姜汁一汤匙。

制法 甘蔗剥皮捣烂，取汁，生姜亦洗净捣烂取汁，将甘蔗汁和生姜汁和匀，稍稍加热。

服法 趁热口服。适用于反胃吐食或干呕不止者。

九、消化不良

消化不良是消化系统本身的疾病或其他疾病所引起的消化功能紊乱的症候群。多因暴饮暴食，时饥时饱，偏食辛酸肥甘或过食生冷或过热过硬之食物，日久损伤脾胃、使消化功能减弱。

（一）临床表现

上腹饱胀不适、嗳气、恶心呕吐、食欲不振、腹泻、便秘、完谷不化。

（二）10分钟缓解术

1 自我按摩法

部位1　中脘穴。

操作法　用双手掌重叠，紧贴于中脘穴，先以顺时针方向旋转揉摩1～2分钟，再逆时针方向旋转揉摩1～2分钟，使局部有温热舒适感。

部位2　气海穴（脐下1.5寸处），关元穴（脐下3寸处）。

操作法　用双手掌重叠紧贴于小腹的气海穴、关元穴上，先以顺时针方向旋转按揉2分钟，再以逆时针方向旋转按揉2分钟。

部位3　内关穴、足三里穴。

操作法　用拇指指端先点揉内关穴2分钟，频率不宜过快，指力逐渐加重，然后再减轻。再用双手拇指同时点揉双侧足三里穴2分钟，使局部有酸胀感并向足踝部传导。

部位4　胃脘部。

操作法 患者取坐位或站位，以右手掌按置于胃脘部，先以掌根稍用力将胃脘向左推荡，然后再以五指将胃脘稍用力向右推荡，往返操作30次。（图3–88）

部位 5 胁肋部。

操作法 患者取坐位或仰卧位，两手除拇指外，其余四指并拢。中指相对于剑突下，全掌紧按皮肤，然后自内向外，沿肋弓向胁肋处分推，并逐渐向小腹移动，共操作10次。（图3–89）。

部位 6 全腹部。

操作法 患者先仰卧，两掌重叠按于腹部，以肚脐为圆心在中、下腹，沿顺时针方向摩动，以腹内有热感为宜，约2分钟。然后取站位，两手自然下垂，用腹式呼吸。当吸气时，双手向后甩；呼气时，双手向前甩，反复20余次。本法可明显增加胃肠蠕动，加快食物的消化吸收和排泄。

部位 7 腰骶部。

操作法 患者取坐位或站位，将两手掌置于自己的腰骶部，自行上下擦搓20～30次，以局部温热舒适为度。（图3–90）

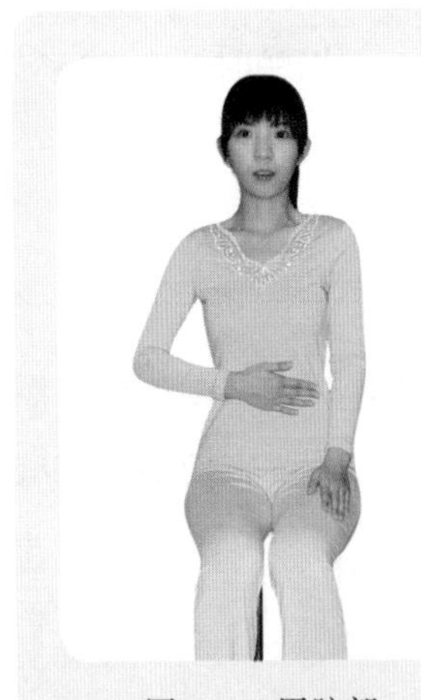
图 3–88 胃脘部

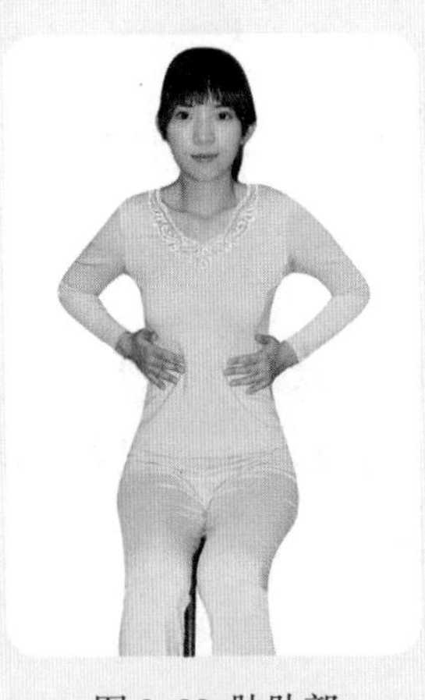
图 3–89 胁肋部

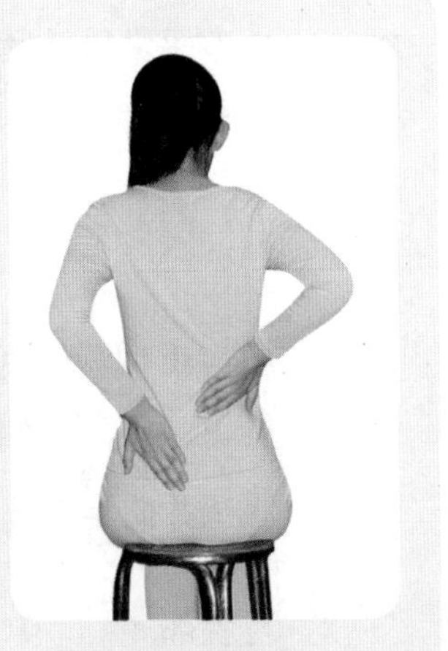
图 3–90 腰骶部

2 推拿疗法

部位1 胃脘部。

操作法 患者仰卧。术者用一手掌平贴于患者上腹部，顺时针方向环形摩动5分钟。然后以手掌按于胃脘部，先以掌根稍用力将胃向左推荡，然后再以五指用力，将胃脘向右推荡，反复操作10次。

部位2 中脘穴、下脘穴、天枢穴。

操作法 患者仰卧。术者用拇指分别点按中脘、下脘穴各1分钟，然后用中指点左侧天枢穴，并配合揉按2分钟，至局部酸胀并有肠鸣音出现为好。

部位3 鸠尾穴（剑突下）。

操作法 患者仰卧位。术者以两手拇指桡侧缘着力于胸剑联合下1寸鸠尾穴处，其余四指分别置于腹部两侧，自鸠尾处始，自上而下直线推动至脐上部，反复操作约5分钟。（图3–91）

部位4 支沟穴、足三里穴。（图3–92）

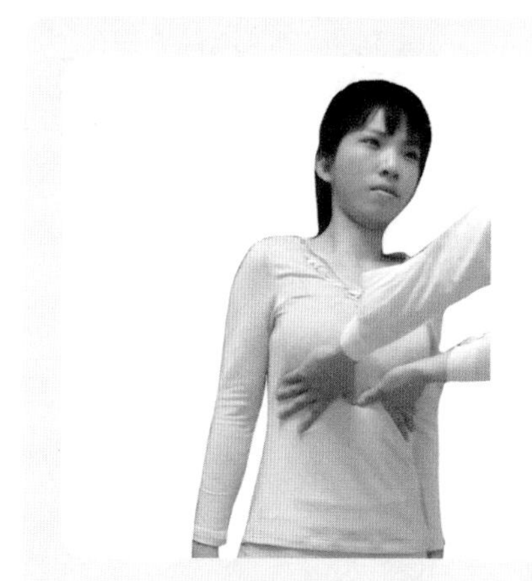

图3–91 鸠尾

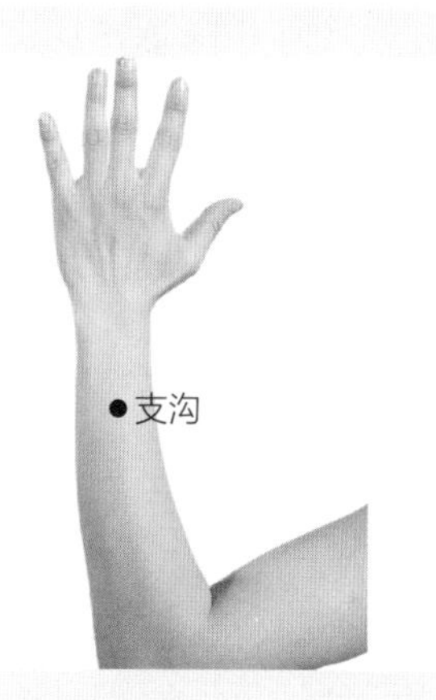

图3–92 支沟

操作法 患者仰卧。术者用双手拇指分别点揉支沟、足三里穴各1分钟，以有酸胀感为度。

部位5 背部。

操作法 患者俯卧。术者将食指屈曲，用食指中节和拇指相对捏起尾骶部皮肉，然后沿脊柱向前捻动皮肤，双手交替进行，随捻随捏随放，当行进到脾俞、胃俞（见图51）时，用双手的拇指与食指合作，在捏拿的基础上，向后上方用力牵拉2～3次，然后继续捏脊到大椎穴。反复操作3遍。时间为1分钟。

部位6 两胁。

操作法 患者取坐位。术者立于其后，用双手掌擦搓患者两胁肋部2分钟。

3 手部按摩疗法

适用反射区 胃、大小肠、脾、肾、胃脾大肠区。（图3-93）

操作法 用拇指端按揉以上反射区，顺时针方向旋转按揉时间为10分钟。用力宜轻柔和缓，以局部有轻微的酸胀感为度。每日按摩2～3次，长期坚持。

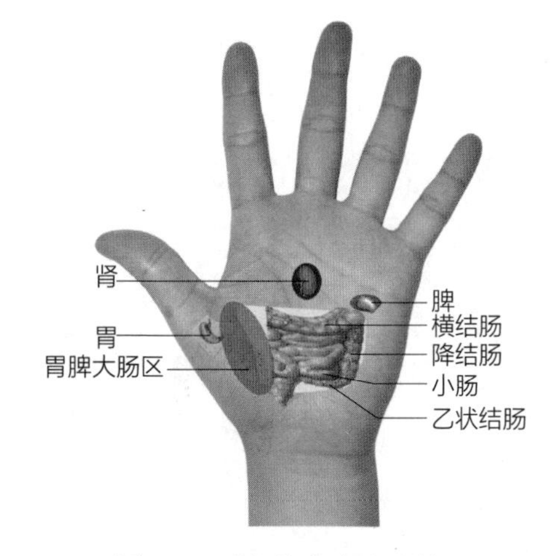

图 3-93 手部按摩疗法反射区

4 足部按摩疗法

主要反射区 胃、胰、小肠、脾。（图3-94、图3-95）

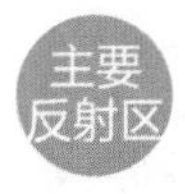

操作法

患者取坐位，将脚放在床上或方凳上。术者以一手持脚，另一手半握拳，食指弯曲，以食指第一指间关节顶按左脚的胃、胰、小肠、脾反射区，各3遍，刺激不宜太强。然后再用相同的手法按摩右脚的胃、胰、小肠、脾反射区。用力方向均由脚趾向脚跟方向。时间为6分钟。

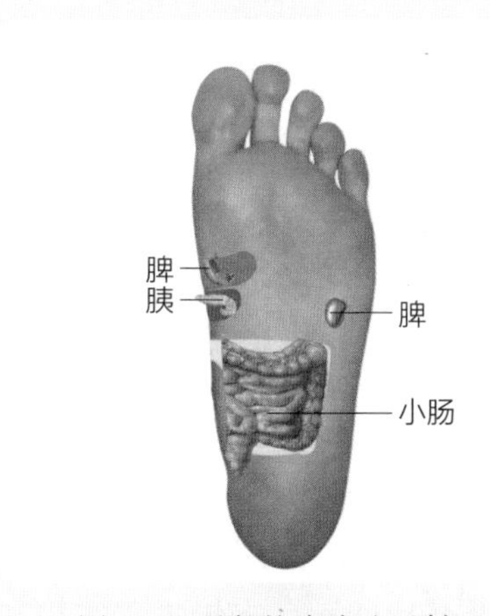

图 3-94 足部按摩疗法反射区

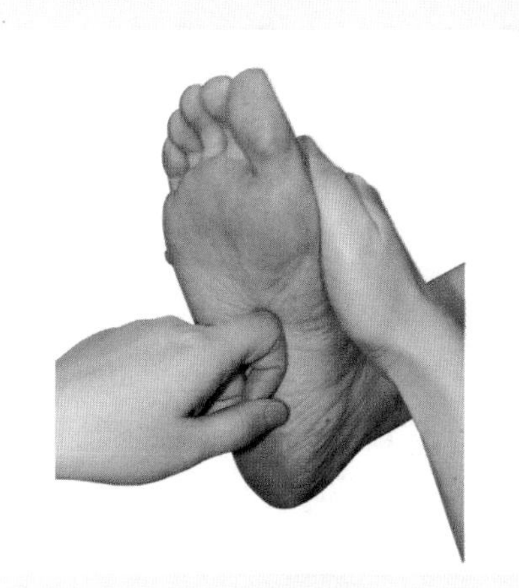
图 3-95 足部按摩疗法

上身淋巴结、下身淋巴结。

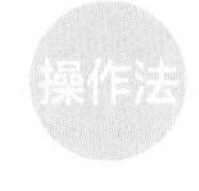

患者坐位，将脚平放在床上。术者将双手食指弯曲呈镰刀状，以两手食指内侧缘同时施力，自脚背中央向两侧刮按3～4次，然后再以一手持脚，另一手半握拳，食指弯曲，以食指第一指间关节顶点施力，定点按摩上身淋巴结、下身淋巴结各4次。最后可压刮肾、输尿管、膀胱反射区3次。时间为4分钟。按摩后嘱患者饮水1杯。

5 灸法

(1) 艾条温和灸

部位

脾俞穴、胃俞穴、中脘穴、足三里穴。

操作法 将艾条的一端点燃，对准穴位，距皮肤2～3厘米处施灸，使局部有温热舒适感，灸至皮肤发红。灸10分钟。

(2) 艾炷隔姜灸

部位 脾俞穴、中脘穴、气海穴、足三里穴。

操作法 把鲜姜片切成直径约2～3厘米，厚约0.2厘米的薄片，中间用针刺数孔，放在穴位上，将艾炷放在姜片上点燃，艾炷燃尽后或患者感觉灼烫时，将其拿掉，另换一炷再灸。每穴灸5～7分钟。

(3) 灯心草灸

部位 胃俞穴、中脘穴、下脘穴、足三里穴。

操作法 取灯心草一根，蘸植物油并使之浸渍1寸左右。点燃后，快速点触于穴位上，一触即离去，并听到“叭”的爆响声，如果没有听到此响声。应重灸1次。每穴灸1壮。

6 拔罐法

部位 脾俞穴、肾俞穴、下脘穴、天枢穴。

操作法 取口径3～4厘米的火罐，用闪火法拔于穴位上，留罐10分钟。

7 耳穴按压疗法

部位 主穴：胃、大肠、小肠、脾、肾。配穴：三焦、腹、胰胆、皮质下。（图3–96）

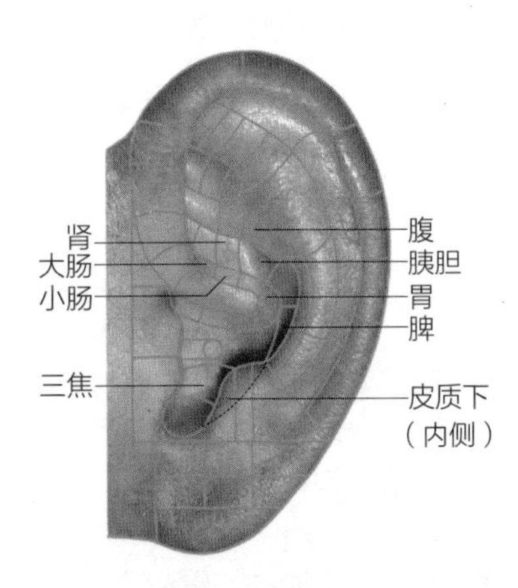

图 3–96 耳穴

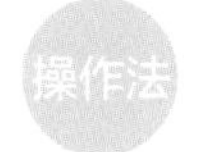

患者取坐位，术者先用探棒在耳部寻找所选穴位的敏感点，将王不留行籽或绿豆半粒置于5毫米见方的胶布上，贴于穴位敏感点处，固定好胶布，每穴按压1～2分钟，待疼痛缓解后停止。也可把手洗净，用拇食指指腹相对按揉，重点按揉穴位压痛敏感点；或借助于钝头的小棒，对准穴位压病点，一松一紧地按压，以局部产生痛胀感为度。

8 指针疗法

部位 中脘穴、足三里穴、脾俞穴、胃俞穴、肾俞穴。

操作法 令患者取俯卧位。术者双手拇指揉脾俞、胃俞、肾俞各穴100次，扪按2分钟，使局部有酸胀感，可以反复操作2次。然后让患者改仰卧位。术者揉中脘穴80次，扪1分钟，再揉足三里穴120次，扪2分钟，使针感上传为佳。对消化不良者手法不宜过重，以免伤及胃气。

9 皮肤针疗法

第2～12胸椎，第1～2腰椎旁开1.5寸及3寸处，中脘穴、足三里穴、三阴交穴。

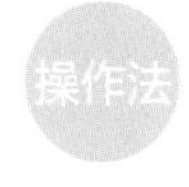

患者取俯卧位，暴露背部。术者沿脊柱两旁依次寻找有无条索、穴位压痛等阳性反应。先经皮肤消毒，然后持皮肤针自上而下轻轻叩打，重点叩打有阳性反应处，至皮肤微红，局部发热，并向胃脘部传导。之后让患者改仰卧位，沿前正中线及旁开2寸处自上而下叩打。重点叩打中脘穴，使局部潮红，并隐隐出血。然后叩打足三里穴及三阴交穴，使患者有微疼感，并有上传的感觉。也可沿足三里上下或三阴交穴上下叩打，使局部皮肤潮红，但不出血。时间为10分钟。

10 橡胶锤疗法

部位 同皮肤针。

操作法 (1) 患者取俯卧位。术者持锤自上而下弹打第2～10胸椎和第1～2腰椎，手法要轻，着重弹打有压痛、条索处。时间为2分钟。

(2) 患者取仰卧位。术者先依次叩打中脘、足三里、三阴交三穴，弹打手法不宜过重，以局部有酸胀感为度。时间为3分钟。

(3) 弹打上腹部三角区（见浅表性胃炎）；下腹部三角区，即从腰部起沿腹股沟斜打至耻骨边缘。左右两边各打两条线，再从脐下缘水平弹打2条线，组成下腹三角形。竖线是从脐下部开始沿小腹正中线向下弹打至耻骨上缘，然后在这条线的两侧各交替弹打6条线，共弹打竖线13条，将下腹部三角区打满。打完上下腹部三角区后，再以脐为中心做顺时针弹打5分钟。（图3–97）

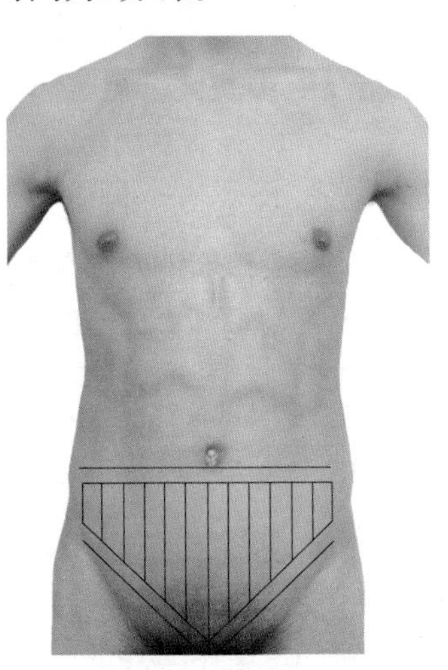

图 3–97 橡胶锤疗法部位

11 穴位贴敷疗法

(1) 金沸草代赭石糊

药物 金沸草、代赭石。

部位 中脘穴、胃俞穴。

操作法 上药等份为末，加适量醋调成糊状，敷于穴位上，盖以纱布，用胶布固定。10分钟后取下。

(2) 生姜菖蒲饼

药物 生姜、菖蒲根、陈酒糟。

部位 胸部。

操作法 先将生姜洗净捣汁，加入菖蒲根、陈酒糟上锅，用盐炒热，用纱布包好，热熨痛处。也可制成药饼，贴于胸部，上盖纱布，用胶布固定。10分钟后取下。

(3) 葱姜吴茱萸泥

药物 吴茱萸20克、盐20克、葱20克、姜20克。

部位 命门穴、神阙穴。

操作法 上药共捣烂为泥，分别贴在两穴位上，盖以纱布，加热水袋热熨。

12 穴位贴脐疗法

(1) 玄胡粉

药物 玄明粉3克、胡椒粉0.5克。

操作法 上药和匀，放入脐中，外敷消毒塑料布或消毒纱布，用胶布固定。10分钟后取下。

(3) 白术散

药物 白术25克、枳实15克、大黄10克。

操作法 上药共研细末备用。取药粉适量，用白醋调之，敷于脐中及周围，上盖纱布，用胶布固定。10分钟后取下。

(3) 艾叶胡椒粉

药物 艾叶、胡椒各20克。

操作法 把艾叶捣烂，胡椒研为粉，两者和在一起，加酒调成糊状，敷于脐部10分钟。

(4) 食积饼

药物 苍术25克、荞麦粉60克。

操作法 将苍术研为细末，过筛后，与荞麦粉调和均匀。掺入米醋炒热，再捏成5分硬币大的药饼，贴于脐上，用胶布固定。10分钟后取下。

(5) 白砂枳实丸

药物 白术、砂仁、枳实各等份。

操作法 三药共研细末后备用。取药粉4～6克，用茶水调成丸，填于肚脐窝，上盖纱布，用胶布固定。10分钟后取下。

(6) 白术散

药物 白术、陈皮各6克，生山楂9克。

操作法 将上药共研细末，取药粉6克，填于肚脐眼，外用纱布及胶布固定。10分钟后取下。

(7) 三仙膏

药物 三仙、大黄、槟榔、白蔻、良姜、陈皮各等份。

操作法 上药共研细末，过筛，用凡士林调成膏状。每次取3克药膏，摊在一方块纱布中央，对准神阙穴敷上，用胶布固定，10分钟后取下。

13 中成药疗法

(1) 保和丸

服法 每服一袋（6克），温开水送服。

适应证 脘腹胀满，呕恶腹泻，嗳腐厌食。

(2) 启脾丸

服法 成人每服2丸（6克），温开水送下。

适应证 脘腹胀痛，嗳腐纳呆，呕恶便溏，倦怠乏力。

(3) 枳实导滞丸

服法 成人每服半袋（9克），温开水送下。

适应证 脘腹胀满，腹痛泻痢。

(4) 温中健脾丸

服法 成人每服6克，温开水送下。

适应证 脘腹冷痛，喜温喜按，纳呆腹胀。

14 气功疗法

姿势 站立姿势，两眼微闭，舌抵上腭，两脚分开如肩宽，微微内旋，两臂伸直，十指伸展，不松不紧，全身放松，两眼内视丹田（脐中或脐下3寸）2分钟。

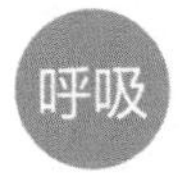

先做3次深呼吸，接着服气、吞气，气沉丹田，意气吸到肺里，服到胃里、肠里。好似高压氧贯满全身，同时膈肌大幅度活动，又推动胃肠蠕动，这对内脏是良好的按摩和推动性活动。时间为2分钟。

在吸气、服气、吞气与气沉丹田时，胃、大小肠里锵锵有声。时间为6分钟。

练完功后，胃脘有舒适之感，体质越来越好。

15 饮食辅助疗法

(1) 鸡肫皮方

用料 鸡肫皮（鸡内金）若干。

制法 将鸡肫皮晒干，捣碎，研末过筛。

服法 每次口服3克。

(2) 粟米山药粥

用料 粟米（即小米）50克、怀山药25克、白糖适量。

制法 按常规方法共煮成粥，后下白糖适量。

服法 当粥饮用。

(3) 无花果饮

用料 干无花果2个、白糖适量。

制法 将干无花果切碎捣烂，炒至半焦，加白糖开水冲沏。

服法 代茶饮。

(4) 咖啡粉方

用料 咖啡粉10克、白糖少许。

制法 将咖啡粉与白糖拌匀。

服法 用开水冲服。

(5) 牛肚黄芪方

用科 牛肚一个、黄芪50克。

制法 将牛肚及黄芪加水共炖熟。

服法 吃肉喝汤。

⑥ 胡萝卜炒肉丝

用料 胡萝卜250克、猪肉100克、食油25克，葱、姜、香菜、盐、酱油、醋、味精、香油适量。

制法 胡萝卜、猪肉洗净切丝。锅内加油、加姜葱、炒肉丝胡萝卜丝，加佐料。

服法 当菜食用。

十、急性胃肠炎

急性胃肠炎是由于细菌、细菌毒素污染食物和水，或化学毒素、肠道寄生虫等刺激引起的胃肠道黏膜炎症反应。多发生于夏秋季。

（一）临床表现

发病突然，一般有恶心、呕吐、胃部胀满不适，或阵发性腹痛、腹泻，大便呈稀水样，食欲不振，微热、头晕、出汗、口干、四肢乏力、皮肤干燥，严重时可出现脱水。

（二）10分钟缓解术

1 自我按摩法

部位1 腹部。

操作法 患者仰卧，手掌贴于腹部，分别在上下腹及肚脐周围揉摩5分钟，至腹部有热感为宜。

部位2 中脘穴、天枢穴。

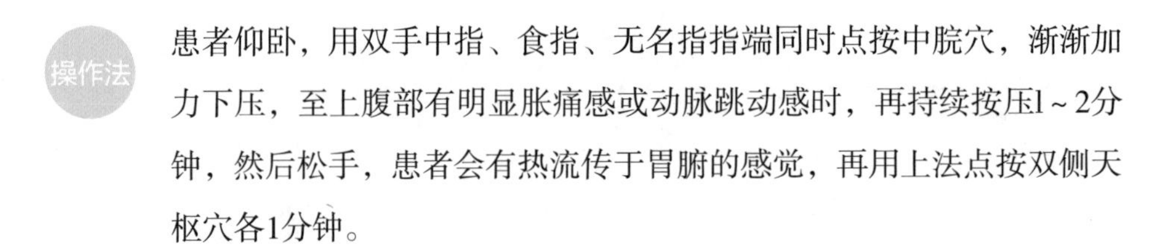

操作法 患者仰卧，用双手中指、食指、无名指指端同时点按中脘穴，渐渐加力下压，至上腹部有明显胀痛感或动脉跳动感时，再持续按压1～2分钟，然后松手，患者会有热流传于胃腑的感觉，再用上法点按双侧天枢穴各1分钟。

部位3 腰骶部。

操作法 患者坐位，用双手掌擦腰骶部40～50次，至腰骶部发热。

部位4 内关穴、合谷穴、足三里穴。

操作法 患者取坐位。用手拇指端分别点揉以上各穴，使局部产生较强的酸胀感。每穴点揉1分钟。

2 推拿疗法

部位1 大椎穴（第7颈椎棘突下）、督脉穴、膀胱经。

操作法 患者取俯卧位。术者居其侧，用拇指指腹或大鱼际紧贴患者大椎穴，沿督脉（脊柱）一直向下平推至尾骶部，反复操作5次。然后用此法沿脊柱两侧膀胱经，由上向下平推5次。再用拇指偏峰在整个背部做刮法，自上而下，逐渐加大力量和频率。还可以用掌侧进行擦动，直至背部皮肤发红。

部位2 脾俞穴、胃俞穴、肾俞穴、大肠俞穴。

操作法 患者取俯卧位。术者居其侧，用双手拇指分别按压脾俞、胃俞、肾俞、大肠俞各穴1分钟，用力由轻到重，使局部产生明显的酸胀感。

部位3 腹部足阳明胃经。

操作法 患者取仰卧位。术者居其侧，用拇指指腹在上腹部的正中线上，由上向下平推5遍，至皮肤发红。然后再平推脐两旁的足阳明胃经，由上向下平推行5次，至皮肤发红。

部位4 中脘穴。

操作法 患者取仰卧位。术者用手掌面紧贴于患者的中脘穴，在上腹部做回旋揉摩100次，然后用中指点按中脘穴1分钟，至胃脘部有温热感。

部位5 天枢穴。

操作法 患者取仰卧位。术者用双手拇指同时点按天枢穴1分钟，然后用掌根按揉并回旋摩脐部，至局部有温热感。

部位6 内关穴、合谷穴、足三里穴。

操作法 术者用双手拇指同时点按以上各穴，手法由轻到重，至局部酸胀，每穴点揉1分钟。

部位7 印堂穴（两眉头之间），太阳穴（眉梢和眼外角中点向外旁开1寸处）。

操作法 患者取仰卧位。术者居其头前，用双手拇指从印堂穴沿眉弓分推至太阳穴，并按揉太阳穴。反复操作10次。

3 手部按摩疗法

适用反射区 胃、大小肠、胃脾大肠区、胃肠点。（图3-98）

操作法 用拇指指端点掐胃、大肠、脾、胃肠点反射区，采取一按

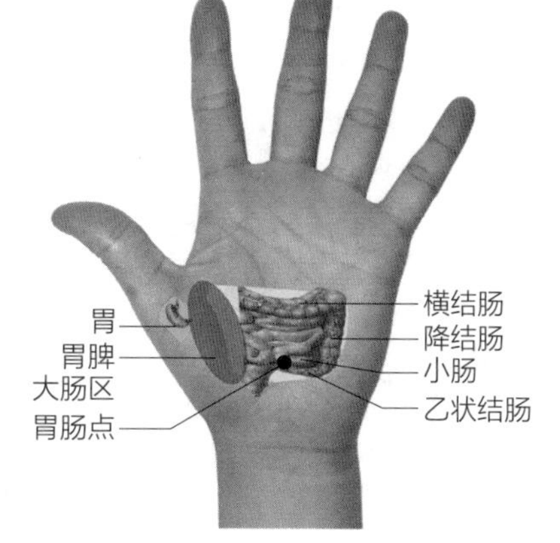

图 3-98 手部按摩疗法部位

一放的手法，用力要稍重，并在疼痛敏感点做重点按摩，时间约5分钟。然后用拇指指腹推揉消化区1分钟，用力要重，频率稍快。

4 足部按摩疗法

肾、输尿管、膀胱、胃、大肠、小肠、腹腔神经丛。

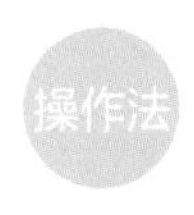

患者取坐位或半卧位，将脚放在床上或方凳上。术者以一手持脚，另一手半握拳，食指弯曲，以食指第一指间关节顶点施力，由脚趾向脚跟方向按摩肾、输尿管、膀胱3遍。然后用同法重点在胃、大小肠反射区共按摩7分钟。然后再以食指关节顶点施力，由脚跟向脚趾方向挑刮腹腔神经丛反射区5～6次。

上身淋巴结、下身淋巴结。

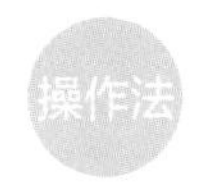

患者取坐位，将脚平放在床上或方凳上。术者将双手半握拳，食指弯曲，以食指第一指间关节顶点施力，同时定点按摩上身淋巴结、下身淋巴结各4次。最后再用上法按摩肾、输尿管、膀胱反射区3次。按摩后嘱患者饮温开水一杯。共用3分钟。（图3–99～图3–101）

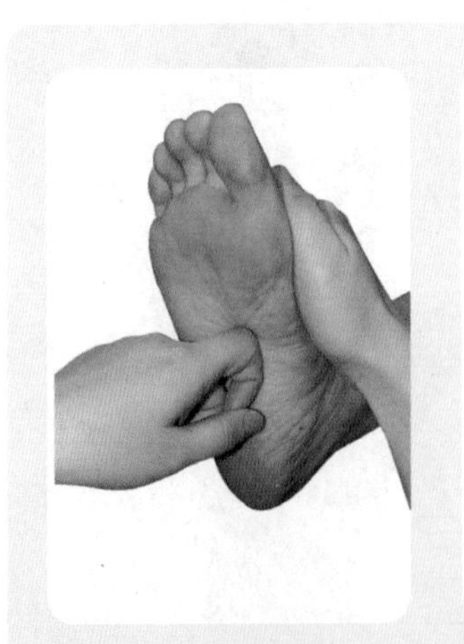

图 3–99 足部按摩疗法 1

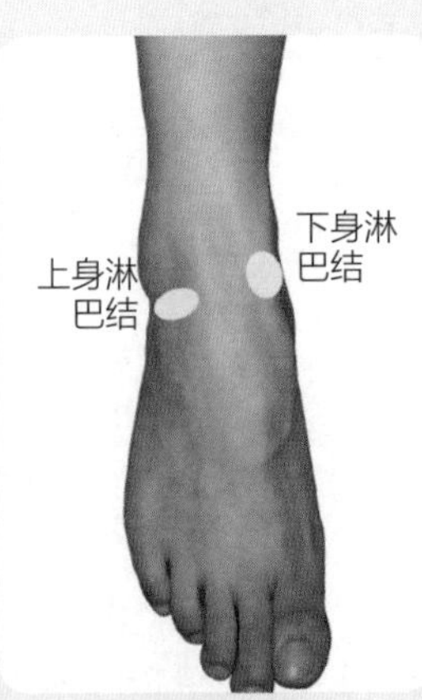

图 3–100 足部按摩疗法反射区

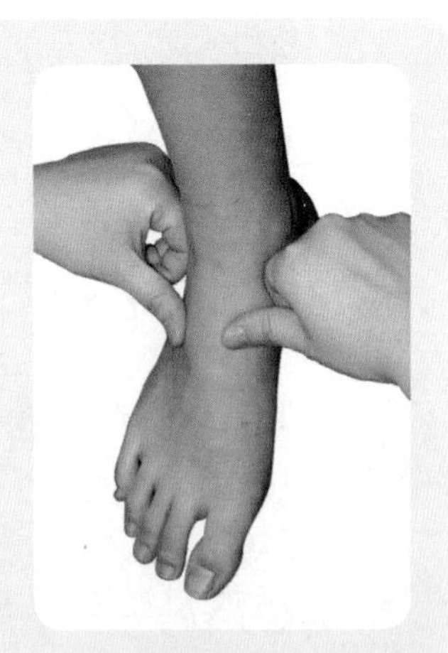

图 3–101 足部按摩疗法 2

5 灸法

(1) 艾炷隔盐灸

部位 神阙穴（肚脐）。

操作法 患者取仰卧位。用纯净的食盐填敷于脐部，再放上莲子大的艾炷，点燃顶端，燃尽后或患者感觉灼烫时，另换1炷，灸5～7壮，本法适用于腹痛、腹泻、伴有身寒喜温、口不渴的患者。

(2) 艾炷直接灸

部位 天枢穴、关元穴、上巨虚穴、足三里穴、阴陵泉穴（胫骨内侧髁下缘凹陷中）。（图3-102）

操作法 患者取仰卧位。术者先在所取穴位上涂上少许凡士林或黏着物，然后将莲子大的艾炷分别放在穴位上，点燃顶端，当有灼烫感时，用镊子将艾炷取下，另换1炷，每穴灸5～7壮。

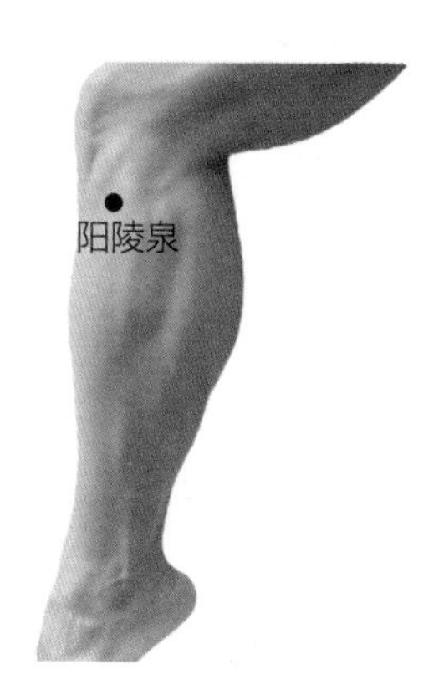

图3-102 阴陵泉

(3) 艾条温和灸

部位 关元穴、上巨虚穴、阴陵泉穴。

操作法 将艾条的一端点燃，对准穴位，距皮肤约2～3厘米，灸至皮肤发红，时间约10分钟。

(4) 灯火灸法

部位 中脘穴、天枢穴、阴陵泉穴、足三里穴。

操作法 取灯心草一根，蘸植物油并使之浸渍1寸左右，点燃后，于穴位上快速点触，一触即离去，当听到“叭”的一声爆响，此称一壮，每穴灸一壮，如果没有听到爆响声应重新灸1次。

6 拔罐疗法

1 留罐法

部位 大椎穴、胃俞穴、天枢穴。

操作法 患者取俯卧位，术者取小型火罐（口径约3～4厘米），用闪火法在大椎、胃俞穴各拔一罐，留罐10分钟。然后令患者改仰卧位，用上法在天枢穴拔一罐，留罐10分钟。

2 刺络拔罐法

部位 第1组：大椎穴、胃俞穴、天枢穴。第2组：身柱穴（第3胸椎棘突下）、三焦俞穴、中脘穴。

操作法 每次先拔一组穴位。在穴位上用酒精棉消毒后，先用三棱针在穴位上点刺2～3下，然后用火罐（口径3～4厘米）以闪火法在穴上拔罐，留罐10分钟，出少量血为正常。

7 刺络疗法

部位1 金津穴、玉液穴（在舌系带两旁的静脉上，左为金津，右为玉液）。（图3-103）

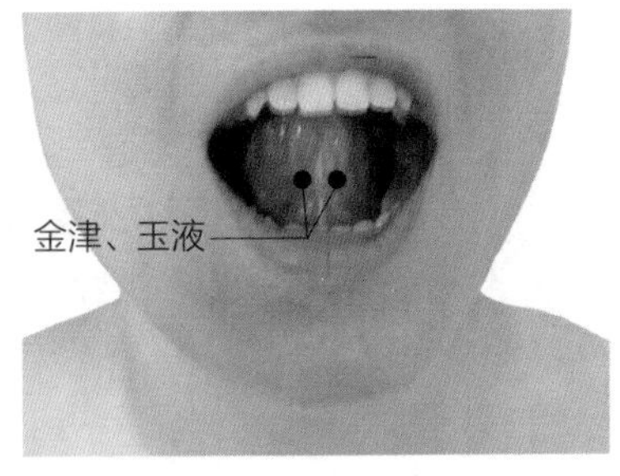

图 3-103 金津、玉液

操作法 患者取坐位，张口，舌卷向后方，暴露出舌下静脉。或术者用一手拿消毒纱布或药棉将患者舌头夹住，向上卷起，暴露出舌下静脉。然后术者用三棱针或粗针点刺金津、玉液二穴，使出少量血。本法对呕吐严重者疗效较好。

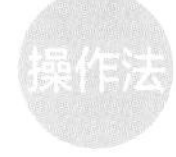

部位2 委中穴（膝后腘窝正中点）。（图3-104）

操作法 患者取俯卧位或站位，暴露腘窝部。术者在患者委中穴或邻近部位寻找青紫或紫红色的小血络，在此部位用酒精棉消毒后，先用三棱针点刺一下，出血少量，待血自止后，再用消毒的干棉球擦拭点刺部位。

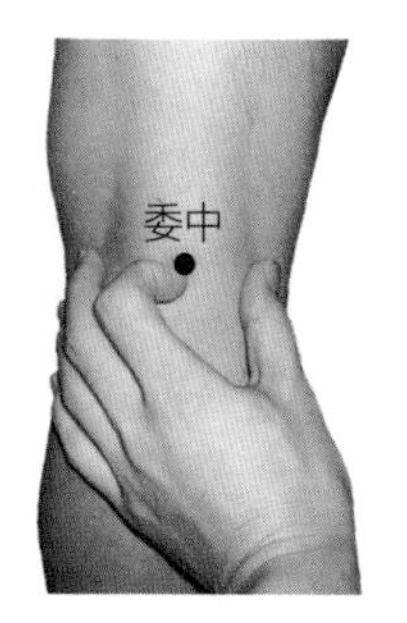

图3-104 委中

8 手针疗法

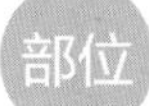

部位 胃肠点。（图3-105）

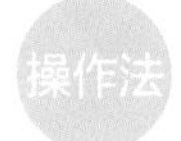

操作法 穴位皮肤用常规法消毒后，用28～30号的1寸毫针，垂直刺入，深度为3～5分，用提插捻转的手法，刺激穴位，在局部有明显的酸痛感后，留针10分钟。留针期间，可再间歇行针1～2次。

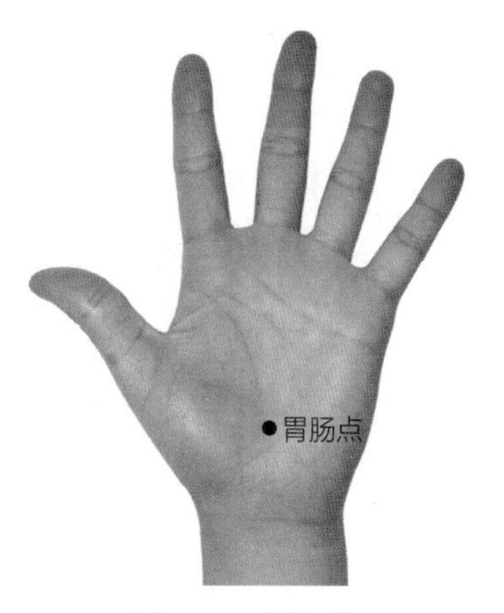

图3-105 胃肠点

9 耳穴按压疗法

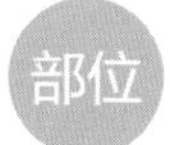

部位 主穴：胃、大肠、小肠、交感、神门。配穴：腹、脾、食管、贲门。（图3-106）

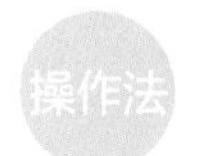

操作法 患者取坐位。将耳对准明亮的自然光线，一般急性胃肠炎的患者耳部胃区、大肠区可有充血、发红。术者可以用探棒在所选穴区内寻找压痛敏感

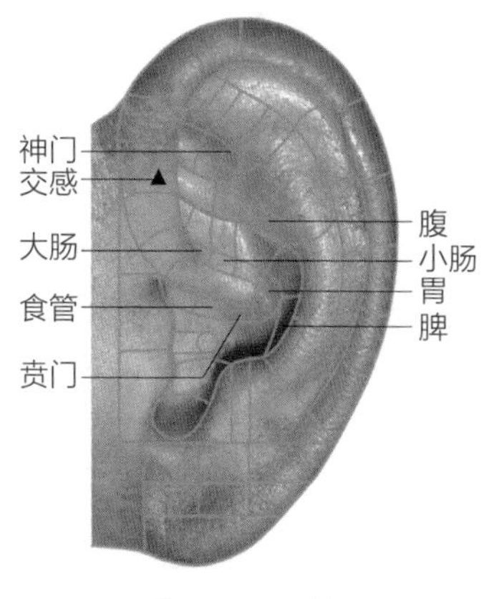

图3-106 耳穴

点2～4个，然后将药（王不留行籽或绿豆半粒）置于5平方毫米的胶布上，把药对准所选穴位的敏感点，贴上并固定好胶布。每穴再用拇食指指腹按压1分钟，以局部感到疼痛、酸胀、麻木为宜。

10 指针疗法

部位 中脘穴、足三里穴、内关穴、天枢穴（在脐旁2寸）、阴陵泉穴（在胫骨内侧髁下缘凹陷中）。

操作法 患者取仰卧位。术者先用拇指平揉中脘、足三里、内关三穴，然后换拇指扪法，用力不宜过重，以使患者产生酸胀感为宜。也可揉与扪按交替进行，内关、足三里两穴可加用捏法。若腹痛较重可双手拇指揉、扪天枢穴，使患者脘腹产生温热感。若腹泻较重，捏阴陵泉穴，或揉扪阴陵泉穴。时间为10分钟。（图3–107）

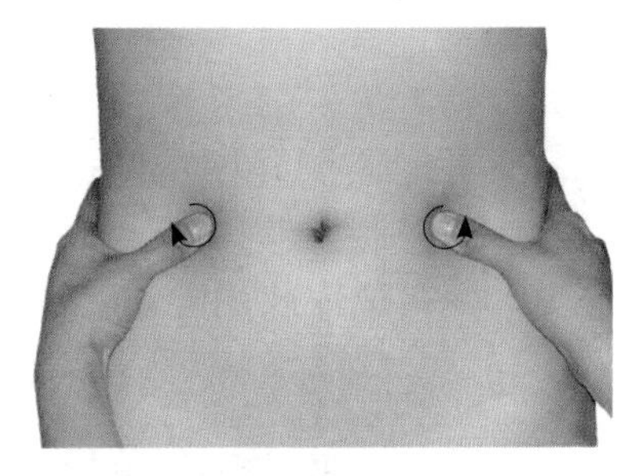

图 3–107 揉、扪天枢

11 皮肤针疗法

部位 第6～12胸椎两侧足太阳膀胱经背俞穴，腹部任脉经穴，腹部足阳明胃经穴。

操作法 患者先取仰卧位。术者持皮肤针自上而下依次重叩腹部任脉穴及足阳明胃经，叩至皮肤隐隐出血为度。然后令患者俯卧。术者用皮肤针从下而上轻叩，以局部皮肤微红为宜。时间为10分钟。

12 穴位贴敷疗法

(1) 川草芷及糊

药物 生川乌、生草乌各10克，白芷、白及各12克。

部位 胃脘部（下脘到鸠尾之间）。

操作法 上药共研细末，加面适量，与水和成药饼，贴于胃脘部，上盖纱布，并用热水袋热熨。10分钟后取下。

(2) 归参药饼

药物 当归30克、丹参20克、乳香14克、没药15克。

操作法 上药共所研细末，加适量姜汁，调成糊状分别贴敷于上脘、中脘、足三里三穴处。10分钟后取下。

13 药物贴脐疗法

(1) 连附散

药物 黄连3克，香附、良姜各15克。

操作法 上方共研细末，填脐内，上盖纱布，用胶布固定。10分钟后取下。

(2) 大蒜泥

药物 大蒜一头。

操作法 上药捣烂摊于纱布上，敷于脐上，敷10分钟，止痛后取下。

(3) 暖胃膏

药物 吴茱萸50克、小茴香75克、干姜50克、公丁香50克、肉桂30克、胡椒5克、栀子20克、硫黄39克、荜茇25克。

操作法 上药共研细末，贮瓶备用。使用时，取药25克，加等量面粉，用开水调成糊状敷于脐上，上盖纱布，再加热水袋热烫10分钟。

(4) 腹泻膏

药物 吴茱萸30克、丁香6克、胡椒30粒。

操作法 上药共研细末，使用时取药1.5克，调适量凡士林敷于脐部10分钟。

14 中成药疗法

(1) 藿香正气丸

服法 水丸每次6克，蜜丸每次1丸，藿香正气水每次1支（10毫升），温开水送服。

适应证 多在夏秋季外感，胸脘满闷，呕吐泻泄，可兼有恶寒发热，头身困重者。

(2) 加味保和丸

服法 成人每服6～12克，温开水送服。

适应证 脘腹胀满，厌食，腹痛泻泄，泄后痛减。

(3) 葛根芩连片

服法 成人每次4～6片，温开水送服。

适应证 胸脘烦热，口渴，泻下臭秽，小便短赤。

④ 胃苓丸

服法 水丸每服6克，蜜丸每次口服1丸，温开水送服。

适应证 腹泻呕吐，不欲饮食，小便短少。

15 刮痧疗法

部位 中脘、水分、关元、气海、梁门、天枢，胃俞，大肠俞，温溜（在阳溪与曲池连线上，阳溪穴上5寸），足三里、上巨虚，梁丘，大椎、大杼、魄户、膏肓、神堂。（图3-108）

操作法 患者取正坐位。术者先在其背部大椎、大杼、魄户、膏肓、神堂等穴处涂抹润滑剂，取刮板以45°倾角，平面朝下刮拭，先刮中间，再刮两侧，手法不宜过重，勿使患者感到过分疼痛，用力要有节奏，不可忽慢忽快，时轻时重。然后再顺序刮拭胸腹，上肢温溜穴及下肢各穴10分钟。（图3-109、图3-110）

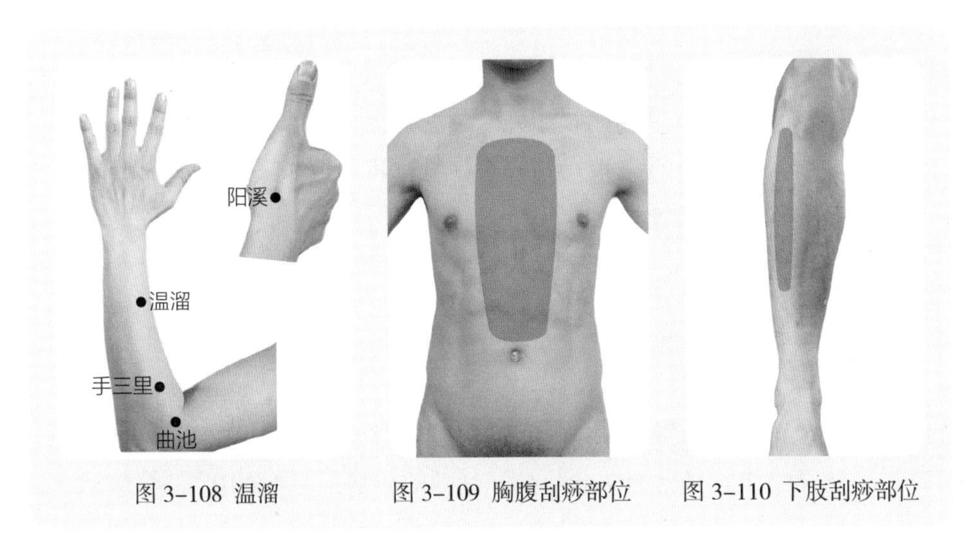

图3-108 温溜　图3-109 胸腹刮痧部位　图3-110 下肢刮痧部位

16 饮食辅助疗法

(1) 干姜丝泡绿茶

用料 干姜丝、绿茶各3克。

制法 上药置于杯中，用沸水冲泡15分钟。

服法 代茶饮。

(2) 高良姜糯米粥

用料 高良姜30克、水500毫升、糯米60克。

制法 将高良姜锉成细末，加水500毫升，煎汁去渣，加糯米，煮成粥。

服法 晨起早餐。

(3) 马齿苋绿豆汤

用料 新鲜马齿苋120克（或干品60克）、绿豆60克。

制法 新鲜马齿苋洗净，与绿豆一起煎汤。

服法 代汤服。

(4) 鸡蛋花糖水

用料 干鸡蛋花30克、白糖适量。

制法 干鸡蛋花，白糖入锅，加清水两碗半，煮至半碗。

服法 去渣后代水饮。

(5) 马齿苋粥

用料 大米200克，鲜马齿苋100克。

制法 大米淘洗干净，鲜马齿苋洗净切成末，放砂锅内，加水适量，以小火煎煮成粥。

服法 可做早、中、晚餐。

(6) 咸柠檬茶

用料 柠檬、食盐。

制法 柠檬煮熟去皮，晒干放入瓷盅内加食盐适量腌制，贮藏日久者更佳。

服法 每次用一个，冲开水一碗，加盖闷片刻，去渣饮用。

(7) 车前子饮

用料 车前子30克。

制法 车前子放于纱巾包内，加水500毫升，煎剩300毫升，去渣。

服法 加粳米当稀饭饮用。

(8) 生姜黄连散

用料 生姜120克、黄连30克。

制法 上药研末，用小火炒，加姜汁拌匀。

服法 取药6克，用绿茶送服。

饮食原则

(1) 若急性期，呕吐泻泄频繁，应暂时禁食，可饮水或茶，以补充水分。

(2) 若呕吐泻泄次数不多，则可食少油、少渣、多水分的流质或半流质膳食，如粥、米汤等易消化吸收的食品。勿食粗粮及干硬的食物，以免胃肠负担过重。

(3) 腹泻初期，暂时不饮用牛奶，因牛奶在肠道往往留下渣滓，有些患者服用后往往引起腹泻加重。

(4) 待腹痛、吐泻减轻，逐渐用半流食或软食，且应少油少渣。

(5) 吐泻消失，大便正常后，开始少渣软食，渐至普食。

十一、胆囊炎、胆石症

胆囊炎、胆石症均为外科常见病。胆囊炎可诱发胆石症，而胆石形成后，阻塞胆囊出口，影响胆囊排空，常促使胆囊炎发作，故二症常同时发作。

胆囊炎在临床上有急慢性之分。急性胆囊炎主要由细菌感染所致，慢性胆囊炎可以从急性胆囊炎迁延而来，也可以继发于胆石症。胆石症多由胆汁郁积在胆囊内，胆汁的水分被重吸收而过度浓缩，并以胆囊内异物、细菌感染为结石核心而致胆石的形成。

（一）临床表现

急性胆囊炎主要表现为上腹持续性疼痛特别是右侧，并可伴有阵发性加剧，疼痛还可能向右肩胛部放射，伴有恶心呕吐、厌食、腹胀、嗳气、发热等。

慢性胆囊炎表现为程度不同的上腹部不适，持续性钝痛、腹胀、嗳气、吐酸水，在进食油煎或脂肪类食物后疼痛可加剧，恶心厌油腻，慢性胆囊炎可反复急性发作，临床呈现急性胆囊炎或胆绞痛的典型症状。

胆石症的临床表现，多取决于胆石的大小、动态、所在部位有无梗阻和并发症。多数患者有长期消化不良、厌油、上腹疼痛的病史，当结石移位，嵌顿在胆管狭窄处时，会出现突发上腹部或右上腹阵发性剧烈绞痛，或放射至背及心肩部，发作时间长短不一，多数较短暂，当结石退出狭窄部位后，疼痛可完全消失。

急性胆囊炎、胆石症的急性发作期的治疗可参照胆绞痛的治疗方法。

（二）10分钟缓解术

1 推拿疗法

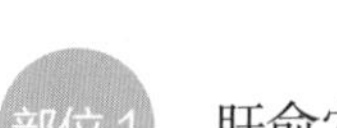

部位1 肝俞穴、胆俞穴、膈俞穴。

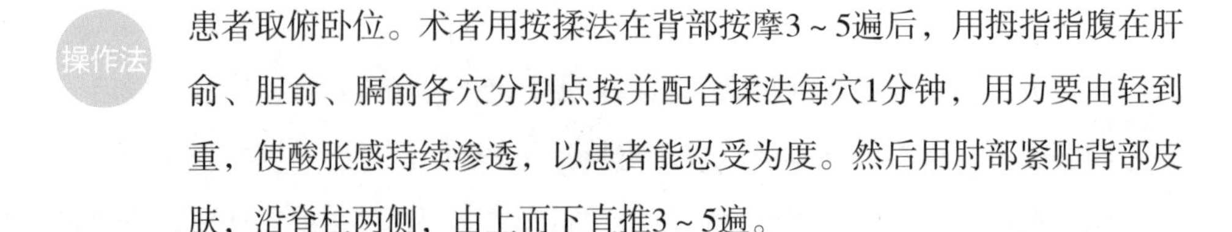

操作法 患者取俯卧位。术者用按揉法在背部按摩3～5遍后，用拇指指腹在肝俞、胆俞、膈俞各穴分别点按并配合揉法每穴1分钟，用力要由轻到重，使酸胀感持续渗透，以患者能忍受为度。然后用肘部紧贴背部皮肤，沿脊柱两侧，由上而下直推3～5遍。

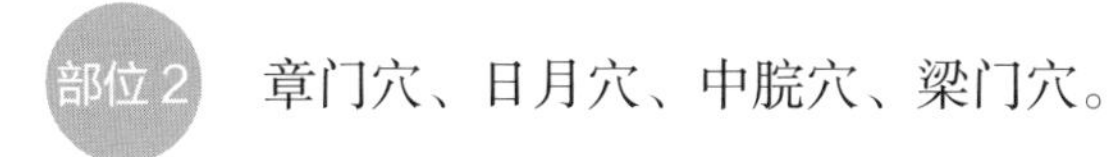

部位2 章门穴、日月穴、中脘穴、梁门穴。

操作法 患者取仰卧位。术者用手掌紧贴患者上腹部，顺时针揉摩1分钟。然后分别按揉章门穴、中脘穴、梁门穴、日月穴各1分钟。用力由轻到重，以局部有酸胀感为度。

部位3 胁肋部。

操作法 患者取仰卧位。术者用双手拇指自剑突沿肋弓向胁肋两侧分推50～100次。

部位4 足三里穴、阳陵泉穴（腓骨小头前下方凹陷中）、胆囊穴（阳陵泉穴下1寸处痛点）。

操作法 患者取仰卧位。术者用双手拇指分别点按足三里穴、阳陵泉穴、胆囊穴各1分钟，用力由轻到重，至穴位局部有明显酸胀感时，再减轻力量、如此反复操作十分钟。

部位5 胁肋部。

操作法 患者取坐位。术者立其背后，用双手掌由上而下擦搓患者的两胁肋部10遍，用力要均匀，以透热为度。

2 手部按摩疗法

适用反射区 肝，胃，十二指肠，肝胆。（图3–111、图3–112）

操作法 用一指禅推法在第2掌骨桡侧肝、胃、十二指肠全息反射点按摩各2分钟，然后用拇指按揉肝胆反射区4分钟。

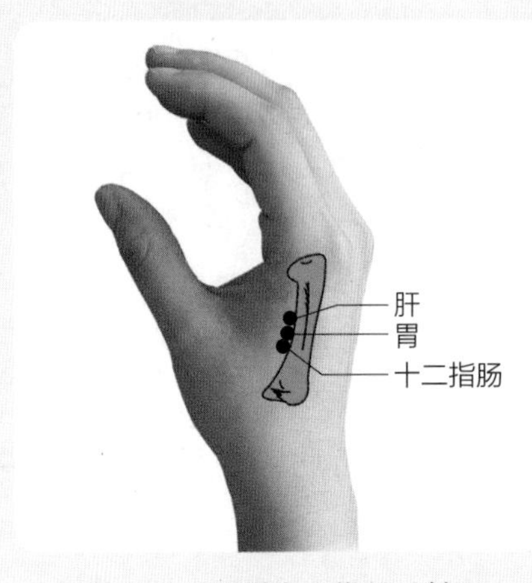

图 3-111 肝胃十二指肠反射区

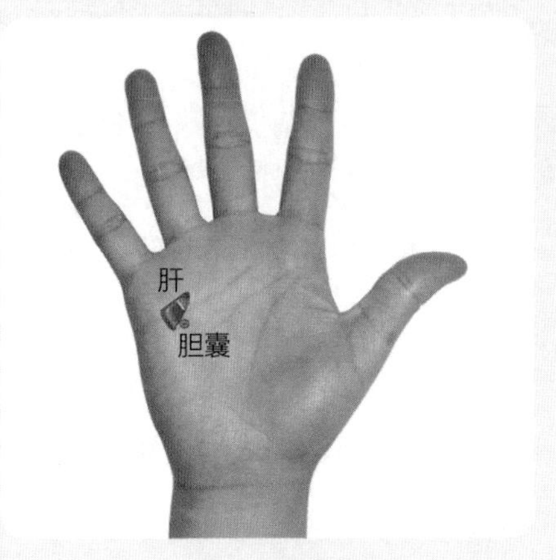

图 3-112 肝胆反射区

3 足部按摩疗法

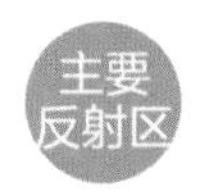

肾、输尿管、膀胱、肾上腺、肝、胆囊、胰。

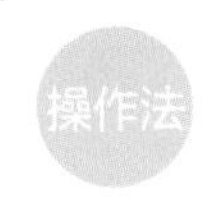

患者取坐位或半卧位，将脚放在床上或方凳上。术者以一手持脚，另一手半握拳，食指弯曲，用食指第一指间关节顶点施力，按摩脚的肾、输尿管、膀胱、肾上腺各反射区300遍，均由脚趾向脚跟方向用力。然后再用食指关节顶点按摩脚的肝、胆囊、胰反射区各500遍，均由脚跟向跟趾方向用力。用力稍重，以产生明显的酸痛感为宜。共10分钟。

十二指肠、大肠、小肠、腹腔神经丛、上身淋巴结、下身淋巴结。

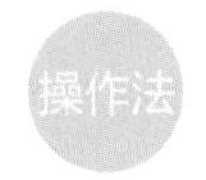

患者姿势同前。术者用弯曲的食指指间关节顶点施力按摩十二指肠、大肠、小肠反射区3遍。均由脚趾向脚跟方向用力。然后用同法，由脚跟向脚趾方向挑刮腹腔神经丛5～6遍。再定点按摩上身淋巴结、下身淋巴结各30遍。最后再用食指指间关节顶点施力，由脚趾向脚跟方向压刮30～50遍。时间2分钟。术后嘱患者饮水1杯。（图3-113～图3-117）

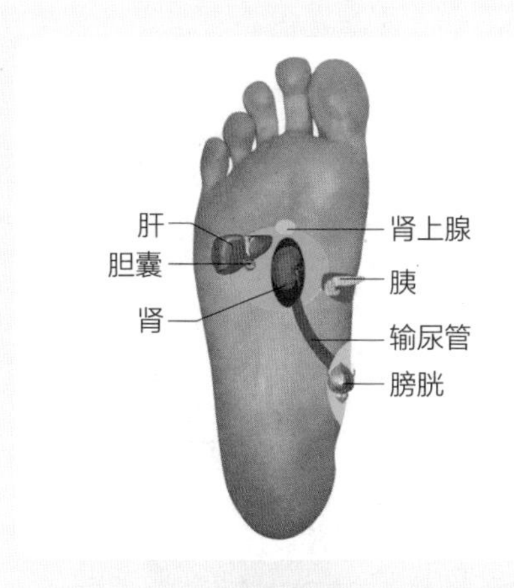

图 3-113 足部按摩疗法反射区 1

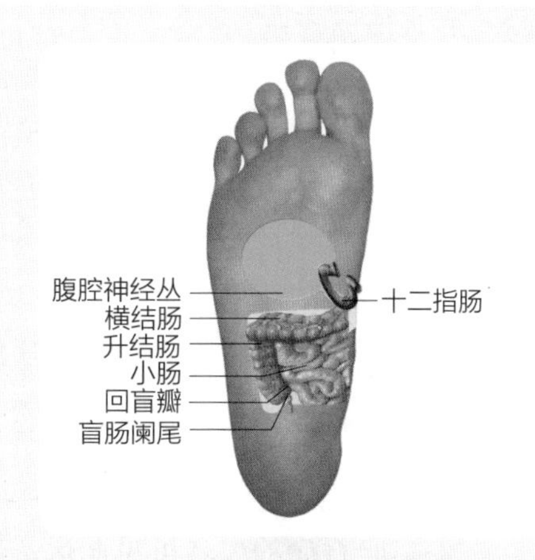

图 3-114 足部按摩疗法反射区 2

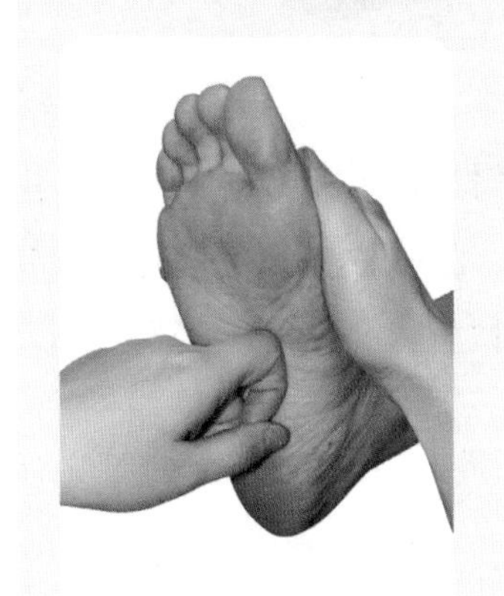

图 3-115 足部按摩疗法 1

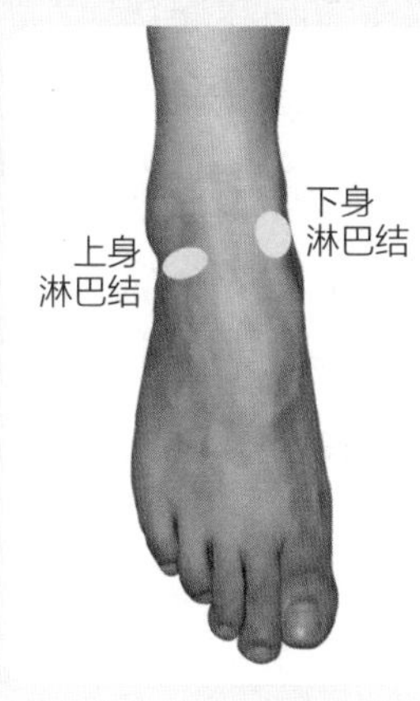

图 3-116 足部按摩疗法反射区 3

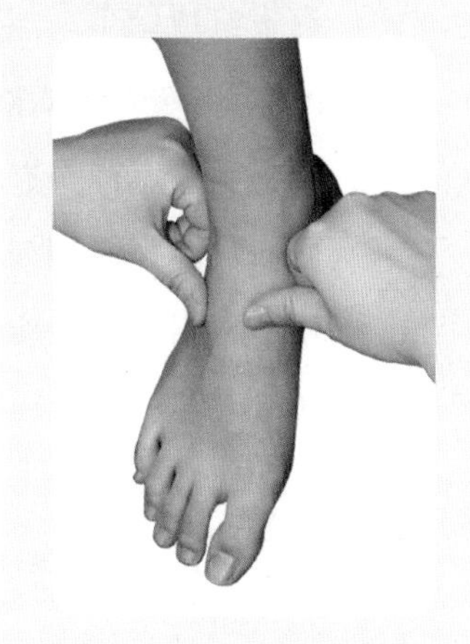

图 3-117 足部按摩疗法 2

4 拔罐疗法

肝俞穴、胆俞穴。

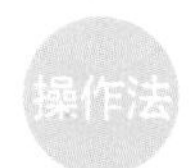

患者取俯卧位。术者在穴位上用常规法消毒后，先用三棱针在穴位上点刺2～3下，然后取口径3厘米的火罐，用闪火法拔罐于穴位上，留罐10分钟。

5 耳穴按压疗法

部位 主穴：肝、胆、神门、交感、止痛点。配穴：三焦、胃肠、脾、内分泌、眼。（图3–118）

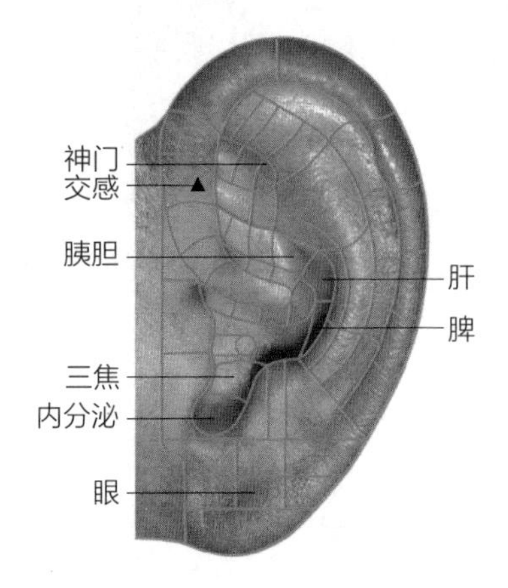

图 3–118 耳穴

操作法 患者正坐，术者将患者耳部暴露于明亮的自然光下，观察耳郭有无变色、脱屑等病理表现。一般胆囊炎、胆石症的患者可见胆区、肝区有发红或结节，然后术者用探棒在所选的穴位处依次寻找敏感点，选出最敏感点2～4个，将王不留行籽或半粒绿豆帖于穴位敏感点上，用胶布固定，再用拇、食指按揉各穴2分钟，直到疼痛缓解。或把手洗干净，用于按揉耳垂、耳轮，并用指甲切按胆、肝等穴位敏感点，以整耳发热，穴位局部酸胀疼痛为宜。

6 指针疗法

部位 胆俞穴、肝俞穴、期门穴、日月穴、阳陵泉穴、胆囊穴。

操作法 患者取俯卧位，术者双手揉胆俞穴、肝俞穴，或在胆俞穴、肝俞穴上下寻找压痛点，在压痛处用扪按法2分钟，使局部产生酸、麻、胀感，并向上腹部放散。然后让患者改仰卧位，术者双手拇指分别揉期门、日月穴各100次，再扪压1分钟，反复操作2次。之后拇指揉阳陵穴、胆囊穴各120次，并各扪法1分钟，也可配合指切，使局部有酸胀感，并向上传，若能达到上腹部，则效果更佳。

7 皮肤针疗法

部位 第2~10胸椎旁开1.5寸、3寸，阳陵泉穴、胆囊穴、期门穴、日月穴。

操作法 先让患者取俯卧位，术者持皮肤针叩打第2~10胸椎旁开1.5寸和3寸处。自上而下，用力宜轻，以皮肤微红为度，重点叩打压痛、条索等处5分钟。然后令患者改仰卧位，叩打期门、日月、阳陵泉各穴，手法稍重，使患者略感疼痛，皮肤微微出血，亦用5分钟。

8 橡胶锤疗法

部位 同皮肤针。

操作法 患者取俯卧位。术者用橡胶锤反复叩打第2~10胸椎两侧旁开1.5寸及3寸处，重点弹打压痛、条索、结节等处4分钟，使局部有酸胀感为宜。然后患者换仰卧位，术者可用上法弹打上腹部三角区（见浅表性胃炎），并顺时针绕脐旋打，着重在期门穴、日月穴处弹打3分钟。之后弹打右下肢外侧和前侧，着重在阳陵泉穴、胆囊穴弹打3分钟，使患者局部有酸、麻、胀感，直到疼痛缓解。（图3-119）

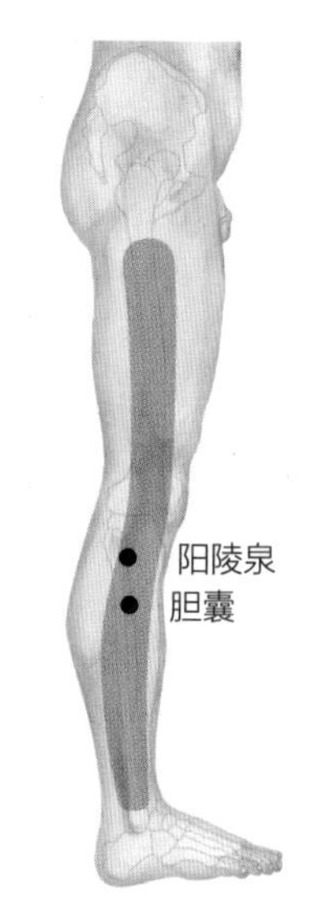

图3-119 橡胶锤疗法部位

9 穴部贴敷疗法

(1) 栀黄散

药物 山栀、生大黄、芒硝各10克，冰片1克，乳香3克。

部位　上腹部右侧（胆囊区）。

操作法　上药共研细末，加蓖麻油30毫升，75%酒精10毫升，蜂蜜适量，调和成糊状，敷于穴区约10分钟。至疼痛缓解。

（2）三棱莪术膏

药物　三棱12克、莪术12克。

部位　右上腹。

操作法　上药共研细末，用凡士林调拌后，贴于穴区约10分钟，至疼痛缓解。

（3）利胆糊

药物　川芎、香附各10克，柴胡、陈皮、枳壳各5克，夏枯草30克，桃仁5克，蜈蚣20克，鸡血藤20克，木香5克。

部位　期门穴、日月穴、肝俞穴、胆俞穴、大包穴（在腋下6寸，即第6肋间隙中）。（图3-120）

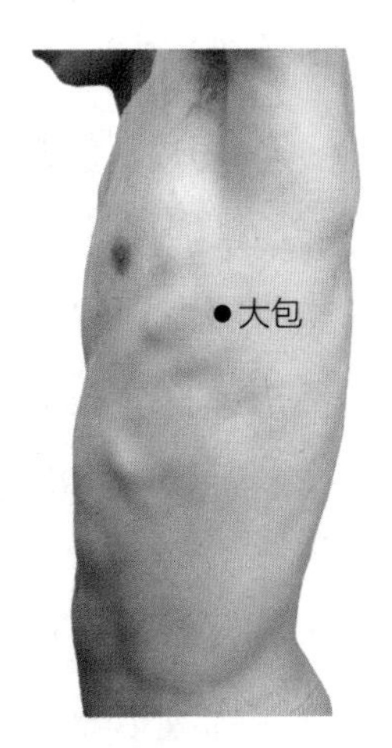

图 3-120 大包

操作法　以上药物共研细末．用麻油调拌成糊状，分别贴于以上穴位，上盖纱布，用胶布固定。10分钟后取下。

（4）白芥吴萸散

药物　白芥子、吴茱萸。

部位　章门穴、京门穴。

操作法 将白芥子、吴茱萸同等份研成细末，加水适量调成糊状，贴于穴位，上盖纱布，用胶布固定，10分钟后取下。

(5) 莱菔子泥

药物 莱菔子6克、葱白12克。

部位 阿是穴。即上腹压痛敏感点，或背部脊柱两侧压痛敏感点。

操作法 将莱菔子、葱白混合捣烂成泥状，加热后贴于1～2个阿是穴处，上盖纱布，用胶布固定，10分钟后取下。

10 药物贴脐疗法

(1) 山甲乳没浸膏

药物 炮山甲100克，乳香、没药醇浸液各70毫升。

操作法 炮山甲100克压成粉末，将药粉末喷入乳、没醇浸液内，烘干，再研细，加入鸡矢藤挥发油0.5毫升及冰片少许。取药粉0.2克，以醋调成膏，用纱布包裹敷于脐上，10分钟后取下。

(2) 百部泥

药物 百部根50克、糯米饭1小碗、酒适量。

操作法 先把百部根捣烂如泥状，再把糯米饭及酒拌匀。用时先把百部根泥置于脐中，再把拌匀的糯米饭和酒覆盖上，外盖纱布，约10分钟，待口中有酒气后取下。

11 中成药疗法

(1) 舒肝调气丸

服法 成人每服2～3丸（6～9克），空腹温开水送服。

适应证 右上腹疼痛连及胁肋，脘痛不舒，恶心欲吐，口苦，食欲不振。

(2) 舒肝健胃丸

服法 成人口服1丸，饭后温开水送服。

适应证 上腹痞塞，右上腹疼痛，饮食乏味。

(3) 四正丸

服法 成人每服1丸（9克），温水送服。

适应证 胸脘痞塞，上腹胀满，恶心欲吐，饮食减少，身重倦怠。

(4) 胆乐胶囊

服法 成人每次服4粒，温开水送服。

适应证 右上腹疼痛，或绞痛，伴恶心呕吐，纳呆厌油。

(5) 平肝丸

服法 成人每服1丸（9克），温开水送服。孕妇慎用。

适应证 上腹或右上腹胀痛，气窜抽痛，痛无定处，胸闷不舒，脘腹胀满，饮食减少。

12 气功疗法

（1）胆囊炎

功法一

姿势 站桩。二脚开立，两眼微闭，两脚跟靠拢，脚尖分开成八字形，排除杂念，2分钟。

呼吸 用逆呼吸，口微张，细深吸气，2分钟。

意守 吸气时脚跟上抬，吸满气后闭口，到气吞入丹田，然后闭气，两手掌重叠（两手于劳宫穴重叠，男左手在下，女右手在下）紧贴于右上腹，然后渐渐由鼻口呼气，同时意想一股真气从劳宫穴（在手掌心，第2、3掌骨之间偏第3掌骨，握拳屈指时中指尖处）进入胆囊区（右上腹），两脚跟渐渐下落着地，如此反复20～36次，用6分钟。（图3-121）

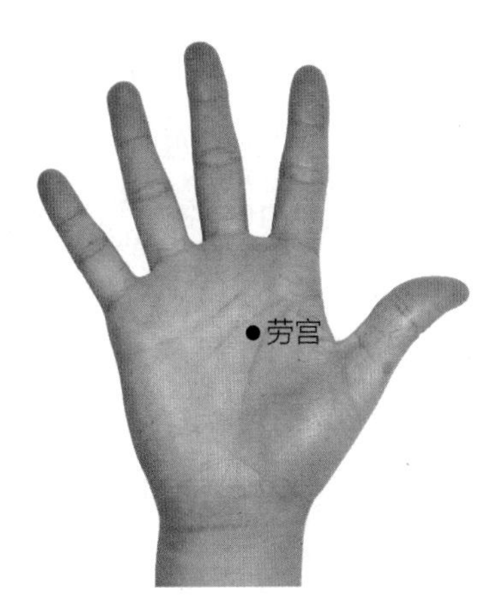

图 3-121 劳宫

功法二

姿势 平坐床上，两脚掌相对合，仰头，左右手分别握住左右脚腕，以垂直方向往上提，然后来回摇动，做5分钟。而后仍坐床上，两手按于床面，向上挺身努腰做5分钟。

功法三

姿势 坐、站、卧势均可，舌抵上腭，身体放松，排除杂念。

呼吸 鼻吸鼻呼，缓慢吸气。

意守 意念引至丹田，有气感后再上引至期门穴，然后意守10分钟。

(2) 胆石症

功法一：慢式功法

采用逍遥自在的走法，不要紧张。开始先出左脚，脚跟落地时，一吸，脚掌落平，二吸；出右脚，三吸；再出左脚，做一呼二呼，再出右脚，三呼。共四步。即吸→ 吸→ 吸→ 呼→ 呼→ 呼。呼吸要领：呼时和吸时小腹要收一下，不要用力、似有力似无力效果最好，每分钟走40~60步。行走时，头要摆动，眼观左中右三面，平视不要低头。转腰不转胯，双手臂随着行走向胸前左右摆动。走动10分钟，收功时两手抱肚脐想一下，即可收功。

功法二：快式功法

即快走法，每分钟80~120步。先出左脚，吸，略收小腹。出右脚，呼。这样一步吸一步呼，走动10分钟，收功时放慢步法，用手抱肚脐想一下，即可收功。

13 饮食辅助疗法

(1) 鸡骨草红枣汤

用料 鸡骨草60克、红枣10枚。

制法 加清水三碗煎至1碗。

服法 去渣饮用。

(2) 玉米须方

用料 玉米须50克。

制法 加水煎汤。

服法 煎汤饮适量。

(3) 丝瓜萝卜汁

用料 丝瓜10克、炒萝卜子10克、荔枝核15克、黄酒适量。

制法 上料共入锅，加水煮，待熟时加黄酒适量，取汁去渣。

服法 趁热饮汁。此法用于右上腹持续性胀痛，寒热往来，时有腹胀而满，胸胁胀痛。

(4) 冬瓜汤

用料 冬瓜皮60～90克（鲜品加倍）。

服法 饮一碗（约300毫升）。

(5) 萝卜粥

用料 大白萝1个、白米50克。

制法 先将萝卜洗净切块，加水煮熟后绞汁去渣。然后用萝卜汁汤煮米成粥。

服法 晨起作早餐食用。

饮食原则

(1) 多吃豆类及豆制品，特别是大豆及大豆制品。

(2) 吃植物油，如豆油、花生油、玉米油等。

(3) 多吃绿叶蔬菜，如油菜、小白菜、菠菜、胡萝卜。

(4) 常吃有利胆作用的食物，如山楂、乌梅、玉米须、茉莉花、西瓜、玉米等。

(5) 少吃或不吃高胆固醇食物及动物脂肪、动物油。

十二、胆绞痛

胆绞痛是消化系统疾病的一种常见症状，常发生在胆囊炎、胆石症的急性发作期。基本病理是胆道阻塞，同时因过食油腻食物，致胆囊收缩加剧，胆汁分泌增加，胆汁排出不畅而浓缩，其中的胆盐成分刺激胆囊黏膜则发生剧烈疼痛。有部分患者虽无炎症、结石等病，但发生胆绞痛者，多在第7胸椎到第9胸椎的后关节有错位现象。

（一）临床表现

右上腹阵发性或持续性疼痛，疼痛可向右肩胛骨下角处放射，上体不能挺直或向右侧弯腰，多数伴有恶心、胀气、呕吐症状。中上腹压痛肌紧张或胆囊触痛征（莫菲氏征）阳性。多在饱餐后或进食油腻及精神过度紧张时发作本病。

（二）10分钟缓解术

1 推拿疗法

部位1　第7～9胸椎右侧背部压痛点，胆囊穴（腓骨小头前下方1寸）。

操作法1　患者俯卧位。术者用拇指在背痛部位探查到压痛点后，用点按法重刺激2～3分钟，使局部产生强烈的酸胀感并向腹部放散。然后在胆囊穴用点按法重刺激2～3分钟。

部位2　右侧肩胛下角处。

操作法2　患者取坐位，双肩自然下垂。术者以右手拇指指腹压迫患者的右侧肩胛下角处，待酸胀感出现后，继续压迫1～3分钟。

部位3　背部压痛点平面的脊柱棘突。

操作法3　在通过上二法治疗，疼痛稍缓解后，做胸椎对抗复位法。患者取坐位，令其两手交叉扣住，置于项部。术者在其后面，用两手从患者腋部伸入其上臂之前，前臂之后，并握住其前臂下段，同时用一侧膝部

顶住患者的压痛点平面的脊柱棘突部位。嘱患者身体略向前倾，术者两手同时向后上方用力扳动。（图3–122、图3–123）

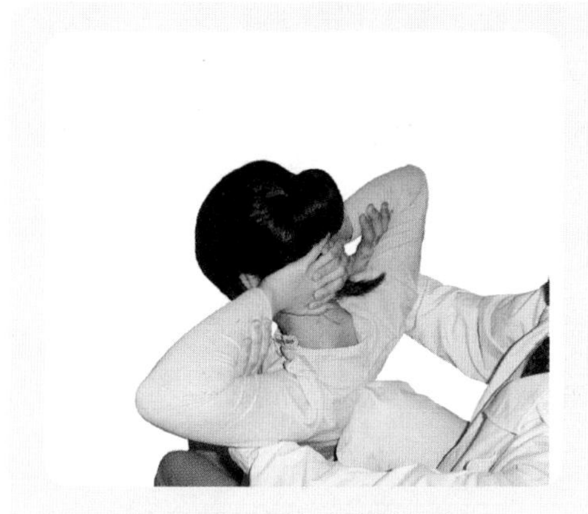

图 3–122 胸椎对抗复位法 1

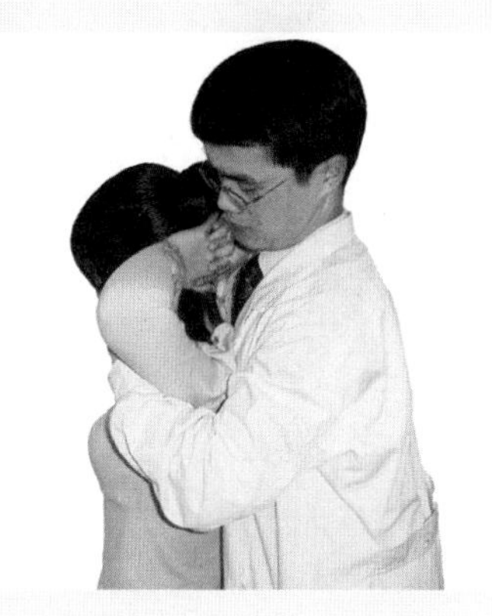

图 3–123 胸椎对抗复位法 2

部位4 肝俞穴、胆俞穴、膈俞穴。

操作法4 沿背部两侧膀胱经用擦法治疗约6分钟。再点按肝俞、胆俞、膈俞各穴1分钟。最后再用擦法在背部膀胱经治疗，以透热为度。

部位5 章门穴（第11肋骨游离端）、期门穴。

操作法5 患者取坐位，术者立其后。用掌擦法在两胁肋部治疗，以透热为度。然后用拇指分别在章门、期门两穴各按揉1分钟，使局部产生酸胀感。

2 手部按摩疗法

适用反射区 肝、胃、十二指肠、肝胆区。（图3–124、图3–125）

操作法 用拇指端点掐第2掌骨桡侧肝、胃、十二指肠，然后点揉肝胆区，手法要稍重，使穴位处产生较强的酸胀痛感。按摩10分钟。

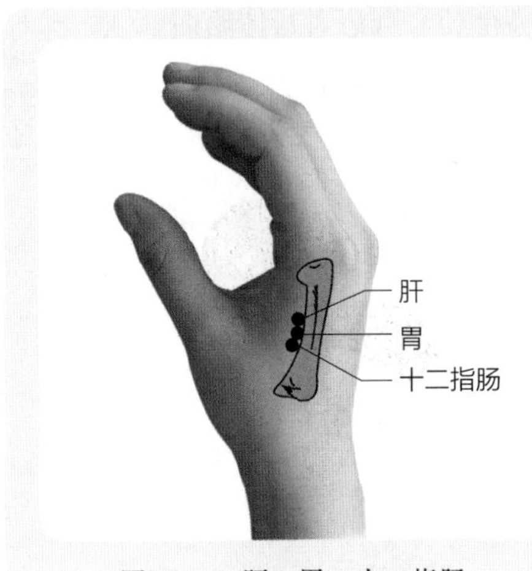

图 3–124 肝、胃、十二指肠

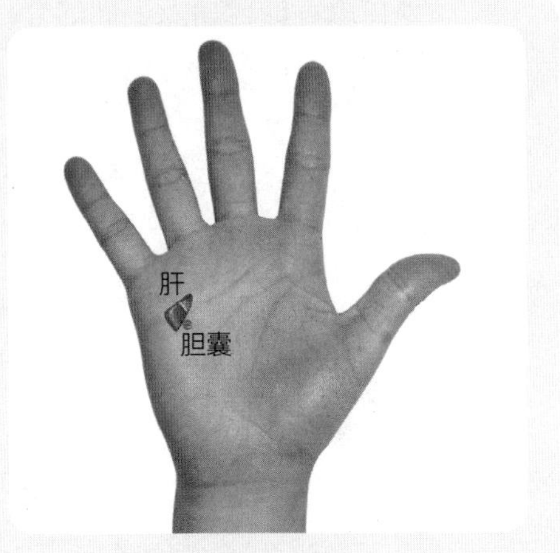

图 3–125 肝胆区

③ 足部按摩疗法

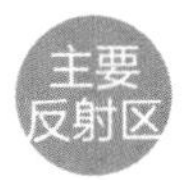

肝、胆、腹腔神经丛。

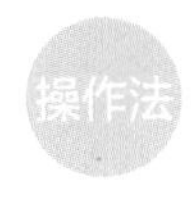

患者取坐位，将脚放在床上。术者用一手持脚，另一手半握拳，食指弯曲，以食指第一指间关节顶点施力，点按以上反射区，用力由轻到重，一按一放，反复操作5～10次，各区点按2分钟。

上身淋巴结、下身淋巴结。

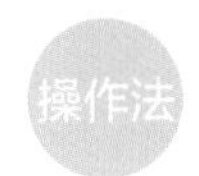

患者取坐位，将脚平放在床上。术者用屈曲的食指关节顶点，顶按以上各反射区30～50次，每区2分钟。（图3–126～图3–129）

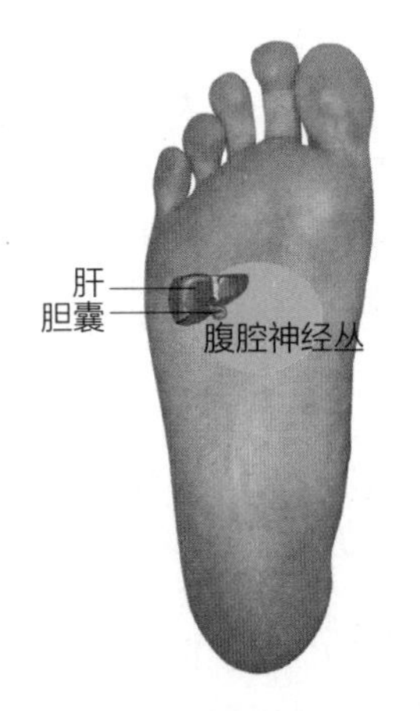

图 3–126 足部按摩疗法反射区 1

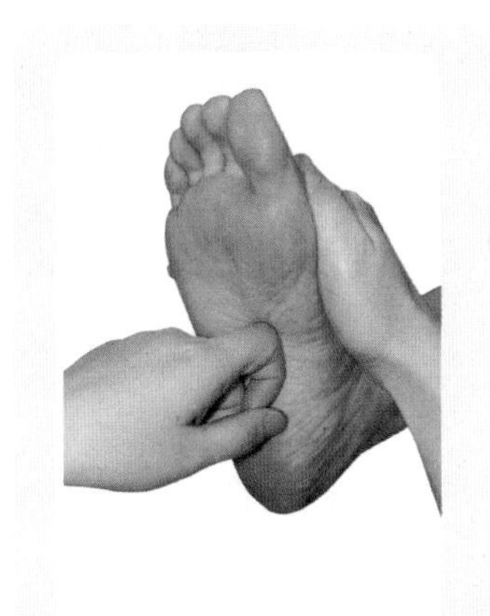

图 3-127 足部按摩疗法 1

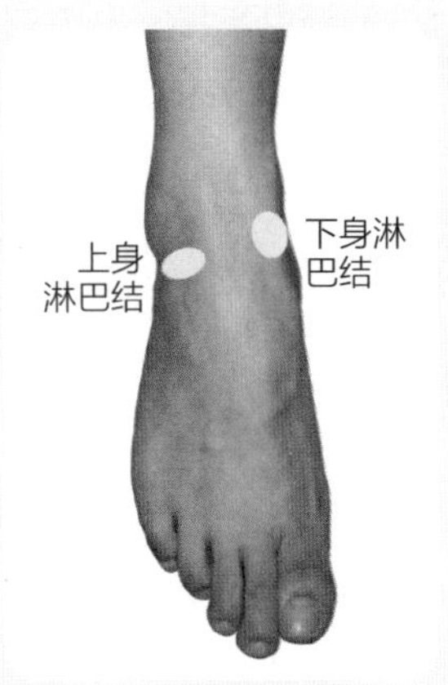

图 3-128 足部按摩疗法反射区 2

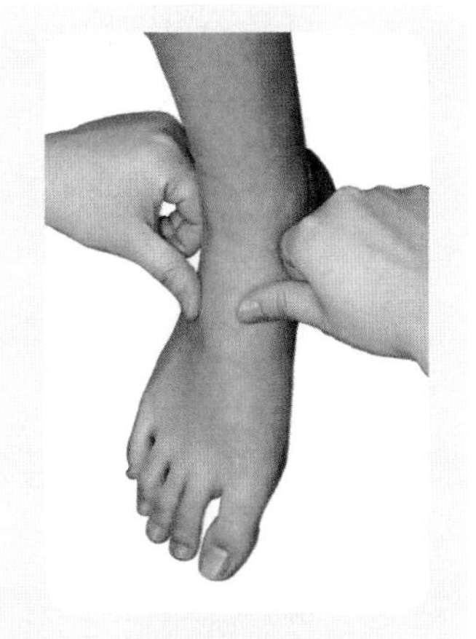

图 3-129 足部按摩疗法 2

4 灯火灸法

部位 胆俞穴、期门穴、胆囊穴。

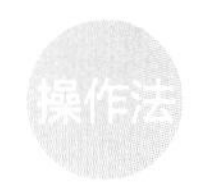

先将穴位选好，并做标记。取3～4寸长的灯心草一根，一端蘸麻油或其他植物油达1寸左右长，点燃起火后，对准穴位快速猛一接触，然后迅速离开，此时可听到“叭”的一声爆响，此称一壮，如无此响可重复灸1次。每穴灸1壮（要达到要求）。

5 拔罐疗法

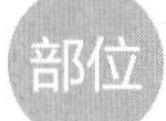

第1组：神道穴（第5胸椎棘突下凹陷中）、右侧肝俞穴，日月穴。第2组：灵台穴（第6胸椎棘突下凹陷中）、右侧胆俞穴，中脘穴。（图3-130）

图 3-130 拔罐疗法穴位

操作法 任选一组穴位，用常规法消毒后，先用三棱针在穴位上点刺2～3下，然后取小型火罐（口径3～4厘米），用闪火法拔罐于穴位上，留罐10分钟，出血少许为正常。

6 耳穴按压疗法

部位 主穴：肝、胆、神门、交感。配穴：胃、胰、十二指肠、皮质下、肾上腺。（图3-131）

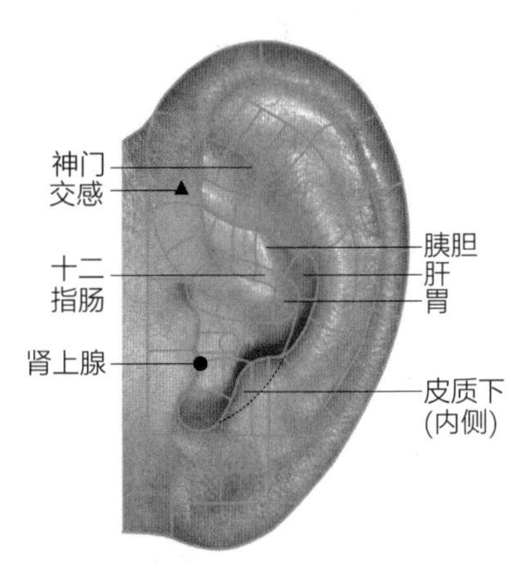

图 3-131 耳穴

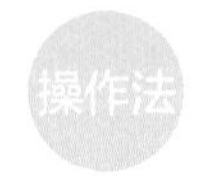
操作法 首先用探棒寻找所选穴位的压痛敏感点，用钝头一松一紧按压敏感点，用力稍大，使局部产生较强的疼痛酸胀感，若胆绞痛没有缓解，再用拇、食指按揉耳郭，着重按揉压痛敏感点，直至疼痛缓解。7分钟之后将王不留行籽用胶布贴于穴位上，并按揉3分钟，以巩固疗效。

7 饮食辅助疗法

(1) 丝瓜络汁

用料 丝瓜络60克、荔枝核15克、橘子皮15克、炒萝卜子10克。

制法 上料加水共煮，去渣留汁。

服法 趁热服之。

(2) 红糖水

用料 红糖适量。

服法 用红糖冲制成较甜的糖水，先饮一杯，间隔2分钟再饮一杯，如此病状是可能缓解的。

十三、慢性胰腺炎

慢性胰腺炎是指胰腺组织反复发作性或持续性炎性变化，呈广泛纤维化、局灶性坏死，胰岛细胞破坏性疾病。本病男性发病多于女性。长期酒精中毒、胆道感染是慢性胰腺炎最常见的原因，其次为胰管系统阻塞性疾病。由急性胰腺炎转变成慢性者不多。

（一）临床表现

早期仅见上腹部不适，食欲不振，阵发性上腹痛，还可放射到上腰区，食后症状加重，身体取坐位时，向前屈病状减轻。向后疼痛加剧且成持续性，常伴有恶心、呕吐、脂肪泻（大便量多、色灰黄、有奇臭、含大量脂肪），或有持续性、间歇性黄疸，或发热，或呕吐，久病以后可有消瘦、衰弱及营养不良。体征有上腹压痛或可扪到上腹包块。

（二）10分钟缓解术

1 推拿疗法

肝俞穴、脾俞穴，筋缩穴（第9胸椎棘突下凹陷中）、魂门穴（第9胸椎棘突下旁开3寸）、脊中穴（第11胸椎棘突下凹陷中）、意舍穴（第11胸椎棘突下旁开3寸）。（图3–132）

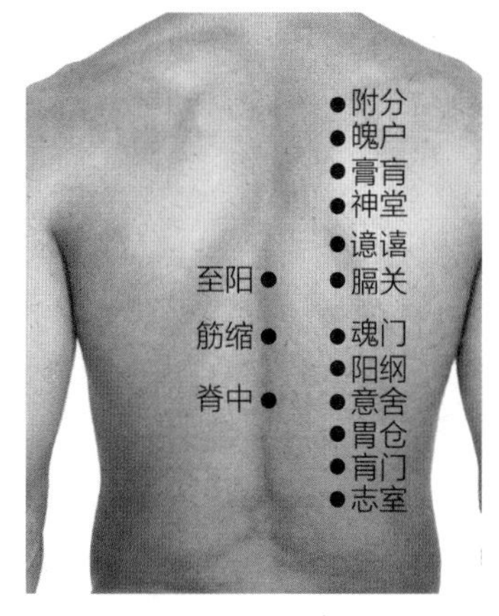

图 3–132 推拿疗法穴位

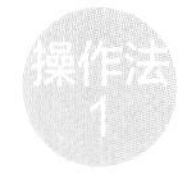

患者取俯卧位。术者立其一侧，用按揉法在肝俞、脾俞两穴上操作，用力由轻到重，以使局部产生酸胀感为度，每穴治疗2分钟。然后用鱼际擦法在肝俞、筋缩、魂门、脊中、意舍、脾俞各穴上横擦，以透热为度。

部位2 膻中穴、中脘穴、关元穴。

操作法2 患者取仰卧位。术者用四指面紧贴患者膻中部位，沿正中线做顺时针旋转摩法到关元部位，再沿结肠逆时针摩动。反复操作5次。

部位3 足三里穴、丰隆穴、丘墟穴。

操作法3 术者用拇指按揉法，按揉以上各穴，均以穴位局部产生酸胀感为度。每次1分钟。

部位4 腹部肿块。

操作法4 患者取仰卧位，术者用拿揉法在腹部肿块处操作，手法要轻柔，时间为1分钟。

2 足部按摩疗法

主要反射区 肾、输尿管、膀胱、胃、肠、胰。

操作法 患者取坐位或半卧位，将脚放在床上，术者以一手持脚，另一手半握拳，食指弯曲，以食指第一指间关节顶点施力，由脚趾向脚跟方向用力，按摩以上各反射区30～50遍，重点在胃、胰区操作，共6分钟。

辅助反射区 上身淋巴结、下身淋巴结。

操作法 用上法点按以上各反射区3～5遍。最后，用食指第一指间关节压刮肾、输尿管、膀胱3次，连续操作4分钟。（图3-133～图3-136）

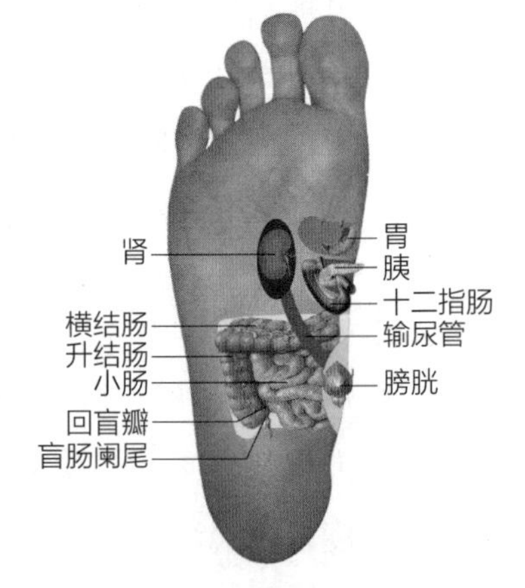

图3-133 足部按摩疗法反射区1

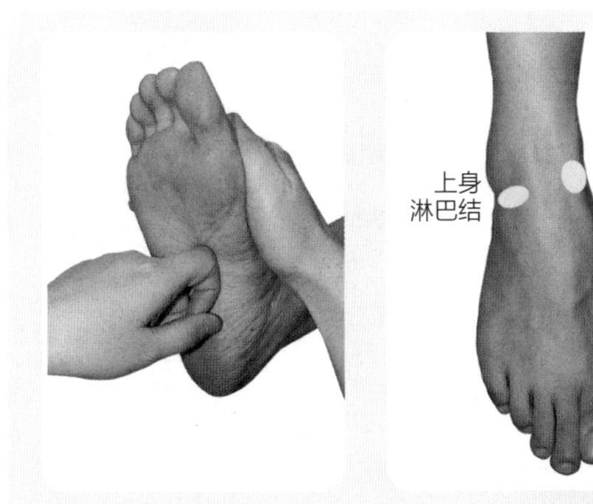

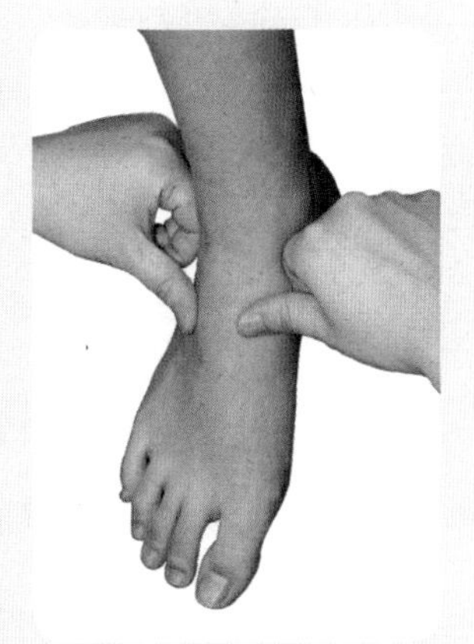

图 3-134 足部按摩疗法 1　　图 3-135 足部按摩疗法反射区 2　　图 3-136 足部按摩疗法 2

3 灸法

部位 中脘穴、足三里穴、胰俞穴（第8胸椎棘突下旁开1.5寸）、脾俞穴。

操作法 患者取仰卧位。术者将艾条的一端点燃，对准中脘、足三里穴熏灸，距皮肤约2厘米，每穴灸5分钟，灸至皮肤发红。然后令患者改俯卧位，用上法灸胰俞、脾俞两穴5分钟。

4 拔罐疗法

部位 胰俞穴、肾俞穴。

操作法 患者取俯卧位。术者取口径约3厘米的火罐。以闪火法将罐拔在穴位上后，立即取下，反复吸拔10次，然后留罐10分钟。

5 耳穴按压疗法

部位

主穴：胰、胆、交感、神门。配穴：脾、胃、肝、内分泌、皮质下。（图3-137）

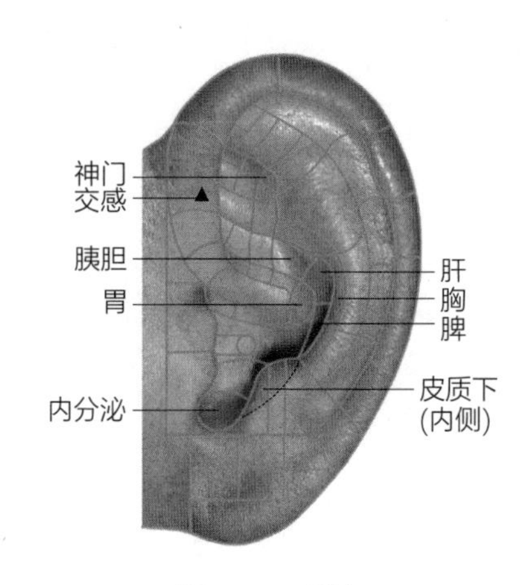

图 3-137 耳穴

操作法

患者取坐位。术者在患者耳部寻找压痛敏感点，然后将王不留行籽置于5平方毫米的胶布上，贴在穴位的敏感点。用手按摩各穴1分钟。或将手洗干净，用拇、食指指腹分别按揉各穴共用10分钟，使局部产生酸胀痛感，直至疼痛缓解。

6 指针疗法

部位

肝俞穴、胆俞穴、胰俞穴、章门穴、期门穴、天枢穴、气海穴、足三里穴。

操作法

患者先取俯卧位。术者在脊柱两侧肝俞穴、胆俞穴、胰俞穴上下寻找有无条索、压痛点等阳性反应，将拇指平揉各阳性反应处100次。配合扪按1分钟，以局部产生酸麻胀感，并向上腹部传导为宜。然后让患者改仰卧位，拇指分别揉章门、期门、天枢、气海、足三里等穴100次，交替使用扪按2分钟，足三里穴还可加捏法，使局部有酸胀感，并有上传感。

7 皮肤针疗法

部位

第4～12胸椎两侧旁开1.5及3寸，中脘穴、期门穴、章门穴、足三里穴、阳陵泉穴。

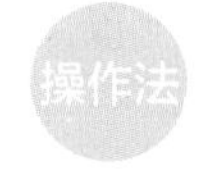
患者先取俯卧位。术者在患者背部脊柱两侧寻找压痛、条索等阳性反应处。先经皮肤消毒，然后持皮肤针自上而下叩刺，重点叩刺有阳性反应处，手法不宜过重，以皮肤红润为度。然后令患者改仰卧位，术者依次叩打中脘、期门、章门三穴，中等刺激。使局部皮肤潮红，但不出血。之后再分别叩打足三里、阳陵泉两穴，并可沿两穴上下叩打，以局部微红为宜。

8 橡胶锤疗法

部位 同皮肤针疗法。

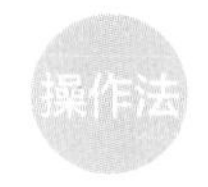
患者取俯卧位。术者持锤弹打脊柱两侧，手法不宜过重，以局部出现酸胀感为度，重点叩打有阳性反应处6分钟。然后令患者改仰卧位，持锤依次弹打各穴，每穴弹打120次，共用4分钟。手法要轻，以出现酸胀感，没有疼痛为度。

9 饮食辅助疗法

(1) 白萝卜汁

用料 白萝卜100克。

制法 将萝卜切碎捣烂，以洁净纱布包后绞汁。

服法 口服50毫升。

(2) 西瓜番茄汁

用料 西瓜2个、番茄10个。

制法 西瓜去皮留肉取汁，番茄用沸水冲烫，剥去皮和子，用洁净纱布包后绞挤汁液，与西瓜汁混匀，代水饮用。

(3) 雪梨浆

用料 大雪花梨（或大鸭梨）一个。

制法 梨洗净，切薄片放碗中，加冷开水适量，浸泡半日，再用纱布，包后绞汁。

服法 顿服。

(4) 鲜李子汁

用料 鲜熟李子适量。

制法 将李子去核切碎后，用纱布包后绞汁。

服法 口服1汤匙。

饮食原则

(1) 食物宜清淡，易于消化。

(2) 进食低脂饮食。

(3) 忌食油腻性食物，如肥肉、花生米、核桃、芝麻、芝麻糊、芝麻酱、油酥点心等。

(4) 绝对禁烟酒。

十四、慢性肝炎

慢性肝炎是指病程在半年以上，由多种原因引起的肝脏慢性炎症，多为乙型肝炎。

（一）临床表现

慢性肝炎的临床表现有轻重之别，主要取决于是否处于活动期，一般说来，活动期时症状较为明显和严重。肝功能损害较轻时，一般有腹胀不适，食欲减退、肝区疼痛、疲乏无力、腹泻或低热等症状。若处于活动期，则上述症状加重，部分患者还可出现黄疸。

（二）10分钟缓解术

1 推拿疗法

部位1 背部压痛点。

操作法1 患者取俯卧位。术者居其侧，用拇指指腹在背部第9胸椎右侧附近按揉寻找压痛点，当找到明显压痛点后，用一指禅推法按摩4分钟，然后点按此点1分钟，用力轻—重—轻。

部位2 肝俞穴、胆俞穴、脾俞穴、膈俞穴。

操作法2 患者取俯卧位。术者用双手拇指点按以上各穴，一般从上而下，双侧同时进行。用力轻—重—轻，每穴1分钟。

部位3 背部两侧膀胱经。

操作法3 患者取俯卧位。术者用手背近小指侧部分或中指、无名指、小指的掌指关节背侧部分，附着于患者背部，用一定的压力，利用腕关节屈伸外旋的连续往返动作，带动手背往返滚动，滚动时掌背小指侧紧贴皮肤，不可跳动或使手背拖来拖去，压力要均匀。由上而下操作5分钟。然后用手掌紧贴患者背部，沿两侧膀胱经自上而下擦搓5～10遍。

部位4 肝区（右胸下部及右上腹部）。

操作法4 患者取仰卧位。术者用手掌紧贴在患者肝区部位，按顺时针方向慢慢摩动5分钟，用力不宜过大，以局部有温热感为宜。

部位5 章门穴、日月穴、期门穴。

操作法5 患者取侧卧位。术者用拇指指腹分别按揉章门穴、期门穴、日月穴，每穴1分钟，然后，五指分开与患者胁肋间隙等宽，由内向外分推5~10次。

部位6 中脘穴。

操作法6 患者取仰卧位。术者双手拇指与其他四指分开如虎口状，自患者胸骨剑突下向胁肋两侧分推。然后用左手食指掌指关节置于中脘穴，右手掌根互叠其指的背面，随患者的呼吸，慢慢向下按压，待患者感觉穴下酸胀时，持续按压4分钟，然后松指。

部位7 足三里穴、阳陵泉穴。

操作法7 患者取仰卧位。术者用拇指指腹按揉足三里穴、阳陵泉穴，使局部产生明显的酸胀感。每穴按揉1分钟。

2 手部按摩疗法

适用反射区 肝胆、胃、胃脾大肠区。（图3–138）

操作法 用拇指指腹按揉以上各反射区5分钟，然后以顺时针摩揉肝、胆、胃反射区5分钟。

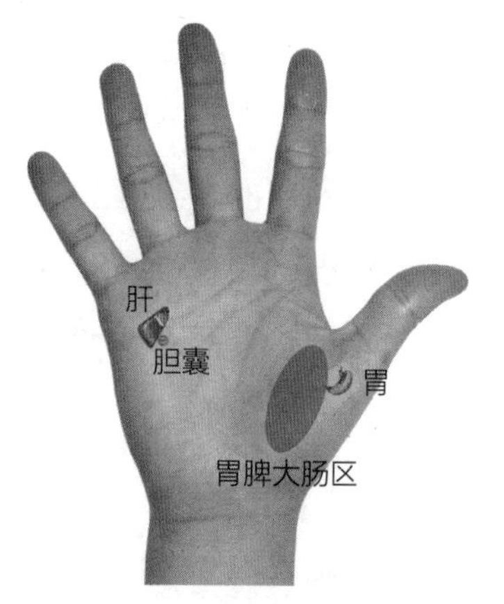

图 3–138 手部按摩疗法反射区

3 足部按摩疗法

主要反射区 肾、输尿管、膀胱、胃、十二指肠、肝、胆囊。

操作法 患者取半卧位。术者以一手持脚，另一手半握拳，食指弯曲，用食指的第一指间关节顶点施力，由脚趾向脚跟方向按摩肾、输尿管、膀胱反射区30遍，然后用同法按摩胃、十二指肠反射区各三遍。再用食指第一指间关节顶点施力，向脚趾方向按摩右脚的肝、胆囊反射区50～60遍。以局部酸胀为度，用力不宜过大，共6分钟。

上身淋巴结、下身淋巴结。

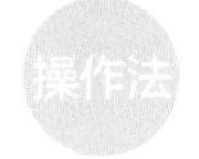

患者姿势同前。术者用双手屈曲的食指指间关节顶点施力，定点按摩上身淋巴结、下身淋巴结各1分钟，以局部酸胀为度。然后用屈曲的食指指间关节顶点施力、由脚趾向脚跟方向压刮肾、输尿管、膀胱反射区3～5遍，共4分钟。嘱患者在按摩后半小时，饮温水1杯。（图3–139 ～图3–142）

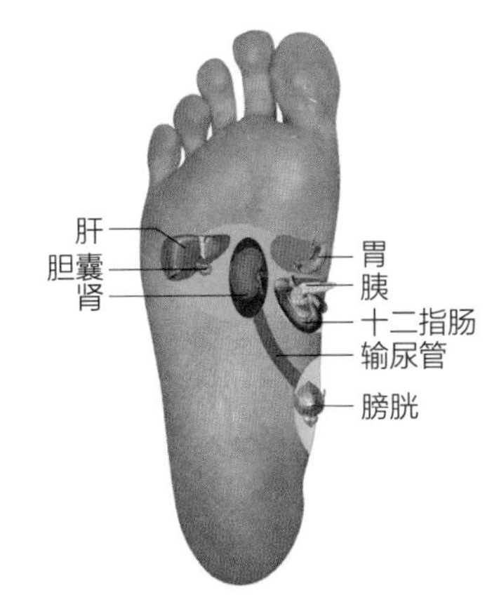

图 3–139 足部按摩疗法反射区 1

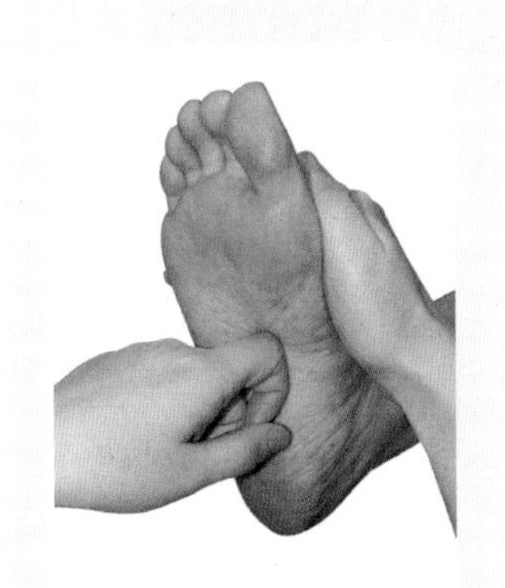

图 3–140 足部按摩疗法 1

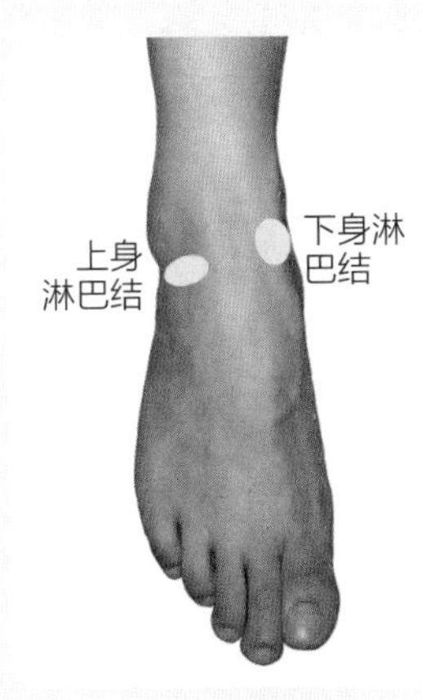

图 3–141 足部按摩疗法反射区 2

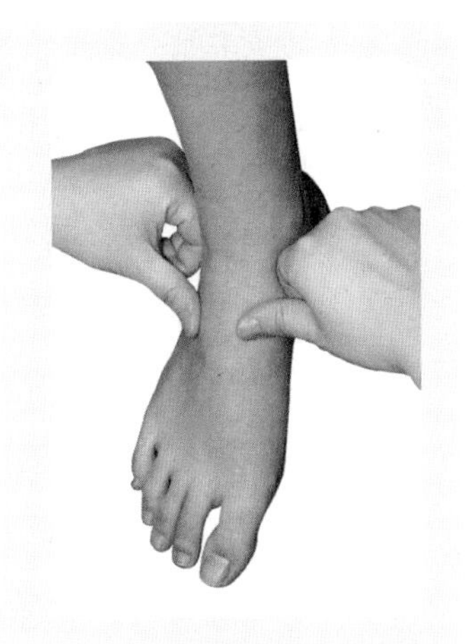

图 3–142 足部按摩疗法 2

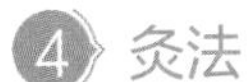

4 灸法

章门穴、日月穴、中脘穴、脾俞穴、阳陵泉穴、三阴交穴。

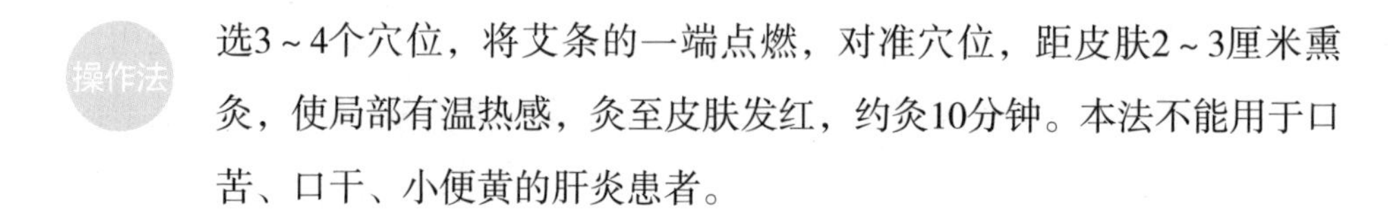

操作法 选3～4个穴位，将艾条的一端点燃，对准穴位，距皮肤2～3厘米熏灸，使局部有温热感，灸至皮肤发红，约灸10分钟。本法不能用于口苦、口干、小便黄的肝炎患者。

5 拔罐疗法

部位 肝俞穴、胆俞穴、期门穴。

操作法 选好穴位后，在用常规法给皮肤消毒后，先用三棱针在穴位上点刺2～3下，然后取口径3厘米左右的火罐，用闪火法拔罐于穴上，留罐10分钟。

6 耳穴按压疗法

部位 主穴：肝、胆、脾、胃。配穴：胰、胆、神门、皮质下、耳尖、内分泌。（图3–143）

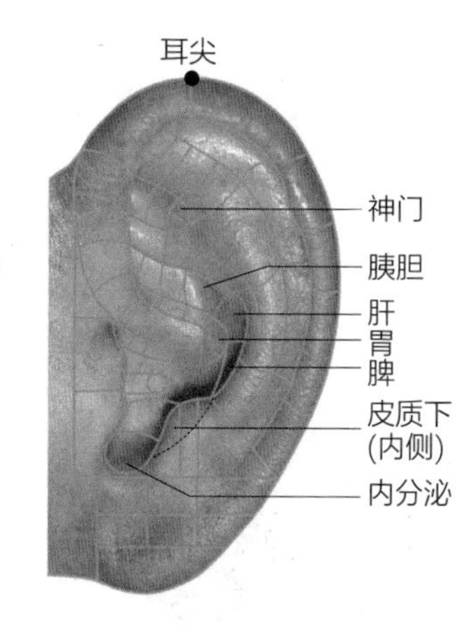

图 3–143 耳穴

操作法 患者取坐位，将耳暴露于明亮的自然光下。术者观察患者耳部肝区或胆区有无红晕、脱屑，再用探棒寻找所选穴位的压痛敏感点，将局部消毒，把王不留行籽置于5平方毫米的胶布上，贴于穴位敏感点。固定好胶布，分别按揉各穴，在疼痛敏感点处做重点按揉，直至疼痛缓解。或用拇、食指指腹相对按揉10分钟，使穴位局部产生疼痛酸胀感。

7 指针疗法

部位 肝俞穴、脾俞穴、胃俞穴、大椎穴、至阳穴、阳陵泉穴、阴陵泉穴、期门穴、章门穴。

操作法 患者取仰卧位。术者双手拇指揉期门、章门两穴100次，再配合扪法，扪压1分钟，使局部产生酸胀感，同时揉按阳陵泉穴120次，如面色暗，周身酸重者，再揉按阴陵泉穴120次。然后令患者改俯卧位，逐一在脾俞、胃俞、大椎、至阳等穴上揉，并可结合扪法，揉扪交替使用，各穴1分钟。使局部有酸胀感，并向上腹部放散为宜。

8 皮肤针疗法

部位 第4～12胸椎两侧及第1～2腰椎两侧，支沟穴、阳陵泉穴。

操作法 患者取仰卧位。术者先在患者背部寻找有无压痛及条索等阳性反应处，先经皮肤消毒，然后持皮肤针由上而下依次叩刺脊柱旁开1.5及3寸处5分钟，重点叩打有阳性反应处，用中等刺激，以皮肤微红为度。然后让患者改仰卧位或坐位，叩打支沟、阳陵泉两穴5分钟，也可沿穴位上下叩打，以皮肤红润为度。

9 橡胶锤疗法

部位 同皮肤针，另加期门穴、日月穴。

患者先俯卧位。术者持橡胶锤自上而下依次叩打脊柱两侧，手法不宜过重，以局部感到酸胀为度。然后换仰卧位，弹打其他各穴。共用10分钟。

10 穴位贴敷疗法

（1）山辣椒泥

药物 新鲜山辣椒全草或根。

部位 右上腹。

操作法 将药物洗净，捣烂为泥，敷在右上腹酸疼痛处，面积约为5平方厘米，厚度为1厘米，上盖塑料薄膜，用胶布固定。约10分钟，见皮肤发红起泡后取下。用消毒的针穿刺水泡放液，涂龙胆紫以防感染。

② 青黛瓜蒂药饼

药物 青黛4份，甜瓜草（可以甜瓜秧代用）5份，冰片1份。

部位 臂臑穴（在臂外侧，三角肌止点处，曲池与肩髃穴的连线上，即曲池穴上7寸）。（图3–144～图3–146）

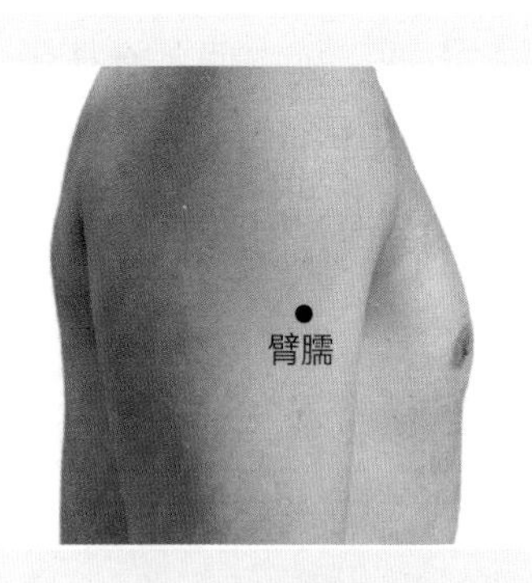

图 3–144 臂臑

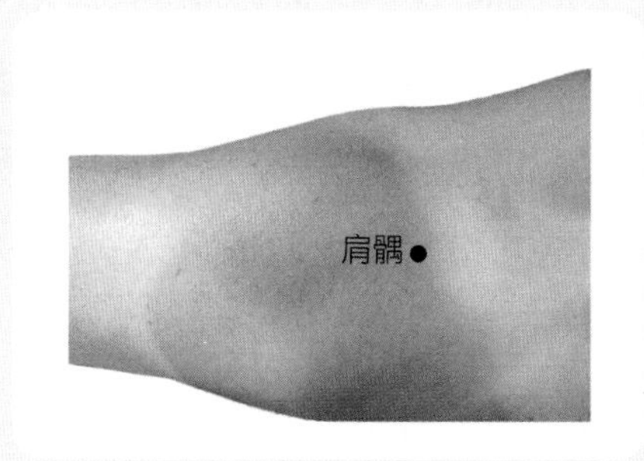

图 3–145 肩髃

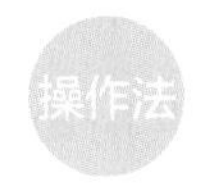

将上药共研细末，每次取1克，用大蒜汁调成药饼，贴敷于一侧臂臑穴处，约10分钟，待皮肤发红有泡后取下。

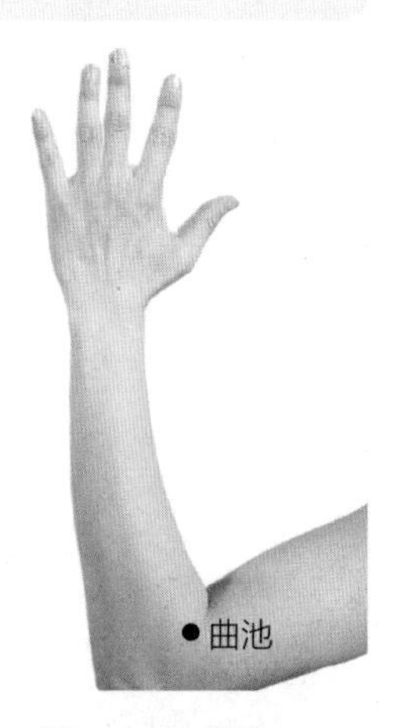

图 3–146 曲池

11 药物贴脐部法

① 桃杏糊

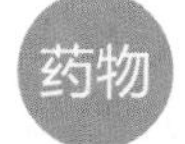

桃仁30克、杏仁30克、栀子15克、桑枝15克。

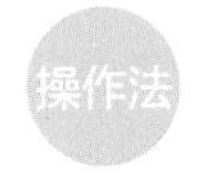

上方共研为末，加醋适量，调成糊状，敷于脐中，上盖纱布，用胶布固定。10分钟后取下。

(2) 栀子散

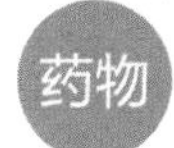

栀子适量。

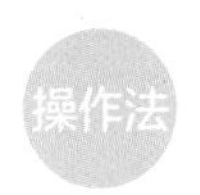

上药研成细末，用水调成糊状，敷于脐部，上盖纱布，用胶布固定。10分钟后取下。

(3) 秦艽散

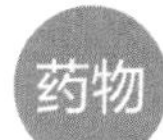

秦艽60克，青皮、紫草、黄芩、丹参各30克，铜绿15克，甜瓜蒂60克，冰片6克。

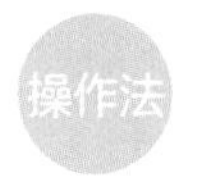

秦艽、青皮、紫草、黄芩、丹参、铜绿混匀共研成粉。另取甜瓜蒂60克、冰片6克分别研成粉，与前药粉混匀。取药粉适量倒入脐中，上盖纱布，用胶布固定。10分钟后取下。

12 中成药疗法

(1) 复方垂盆草糖浆（冲剂）

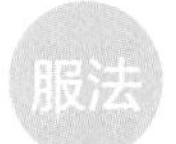

成人每次1袋，糖浆口服10～30毫升，温开水送服。

右上腹连同胸胁胀痛，恶心欲吐，口苦咽干。

(2) 乙肝宁冲剂

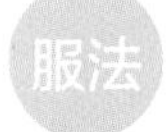

口服1包，温开水冲服。

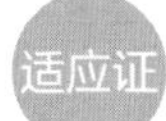

慢性迁延性肝炎、慢性活动性肝炎。

(3) 逍遥丸

服法 成人口服6～9克，空腹温开水送服。

适应证 脘痞腹胀，胸胁胀满，精神抑郁，纳食减少的慢性肝炎。

13 气功疗法

姿势 取右侧卧位，头微前俯，头颈保持在左右不倚、稍抬高的位置，脊柱微内后弓，呈含胸拔背姿势。右上腹自然弯曲，五指舒伸，掌心向上，置于身前枕上，距身约2寸左右，右上肢自然伸直，放于同侧髋部，右下肢自然伸直，左下肢膝屈曲约成120°角，轻放于右下肢上。

呼吸 轻轻闭口，以鼻做腹式呼吸，先行吸气，用意领气下达小腹，然后呼吸稍作停顿，再把气徐徐呼出，以此反复。呼吸时配合默念字句，一般先由念三个字开始，以后可增多字数。如吸气时默念“自”字，停顿时默念“己”字，呼气时默念“静”字，舌体亦随之起落。吸气时舌抵上腭，停顿时舌不动，呼气时舌下落。

意守 意守丹田或肝脏（右上腹）。时间为10分钟。

14 饮食辅助疗法

(1) 黄芪粥

用料 生黄芪30～60克，糯米适量。

制法 将生黄芪研成粉末，加入糯米适量，放入锅内加水上火煮，开锅后用小火熬成粥。

服法 当粥食用。

(2) 鲫鱼粥

用料 鲫鱼一尾，高粱米（或糯米）50克，橘皮末、胡椒末、姜葱适量。

制法 鲫鱼去骨，用鱼肉与米、橘皮相合煮粥，临熟时加入胡椒面、姜葱调和。

服法 可作半流质正餐。

(3) 银耳红枣汤

用料 银耳3克、红枣20枚。

制法 银耳、红枣共熬汤，下锅前先入蜂蜜一勺，最好用小火熬。

服法 银耳红枣连场一起服用。

(4) 冰糖莲子粥

用科 莲子、芡实、糯米适量，核桃仁、黑芝麻少许。

制法 将莲子、芡实、糯米共熬成粥，将熟时兑入少许核桃仁、黑芝麻和适量冰糖。

服法 代粥食用。

(5) 番茄煮牛肉

用料 鲜番茄250克、牛肉100克。

制法 将番茄洗净切块，牛肉切成薄片，用少许油盐糖调味后同煮。

服法 佐膳。

(6) 大麦芽汤

用料 大麦芽50克、茵陈50克、橘皮25克。

制法 上药共加水煎，煎好后去渣。

服法 口服一碗。

(7) 红枣花生红糖汤

用料 红枣、花生、红糖各50克。

制法 上料共加水煎场。

服法 吃红枣花生喝汤。此方具有降低血清谷丙转氨酶的作用。

(8) 白薯叶汤

用料 白薯叶1000克。

制法 洗净，煮熟。

服法 食叶饮汤。本方适用于慢性肝炎有腹水者。

十五、心绞痛

心绞痛是缺血性心脏病常见的症候之一，多因冠状动脉粥样硬化使冠状动脉狭窄、闭塞，影响冠状血液循环，导致心肌缺血、缺氧而致。

（一）临床表现

突然发作胸骨后疼痛，可放射至心前区与左上肢，前胸压榨感。不典型的发作，疼痛可在上腹部、颈、咽、下颌或背部，并可伴有消化道症状。疼痛性质可为缩窄性、窒息性或严重的压迫感。严重时，伴有盗汗、面色苍白、常迫使患者停止活动。发作时间短暂，多为1～5分钟。很少有超过10分钟的。常于劳累、兴奋激动、受寒和饱餐后发生。

（二）10分钟缓解术

1 推拿疗法

部位1　心绞痛特定穴（在右足背第3、4跖骨间，踝下3寸处）。（图3-147）

操作法1　用拇指端用力点按心绞痛特定穴，持续点按，直到疼痛缓解。

部位2　至阳穴（在第7胸椎棘突下凹陷中）。（图3-148）

操作法2　用拇指指端点按至阳穴，用力由轻到重，同时可配合揉法，一般3分钟即可止痛。

部位3　灵道穴（左侧）。

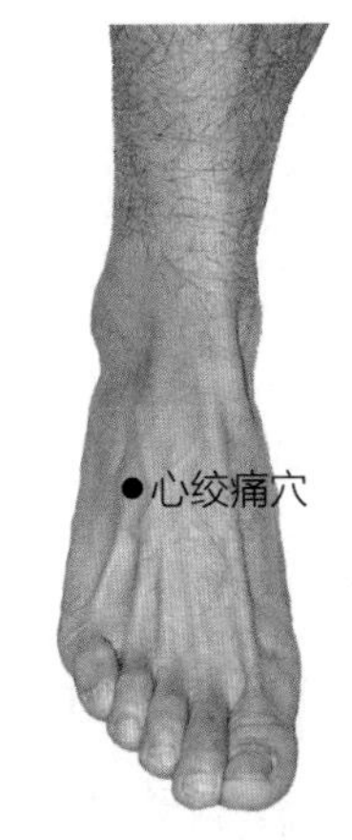

图 3-147 心绞痛特定穴

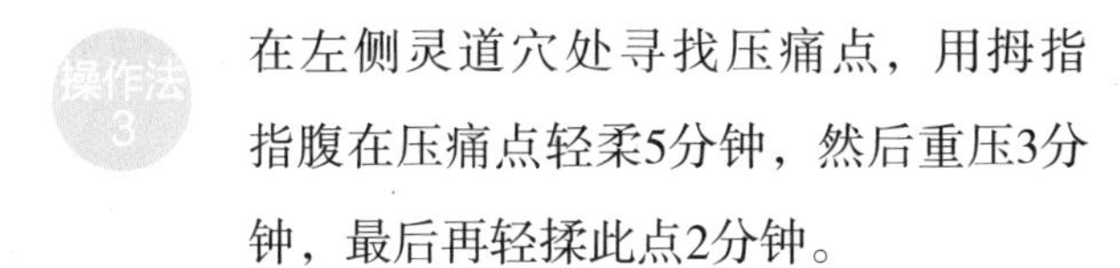

操作法3 在左侧灵道穴处寻找压痛点，用拇指指腹在压痛点轻柔5分钟，然后重压3分钟，最后再轻揉此点2分钟。

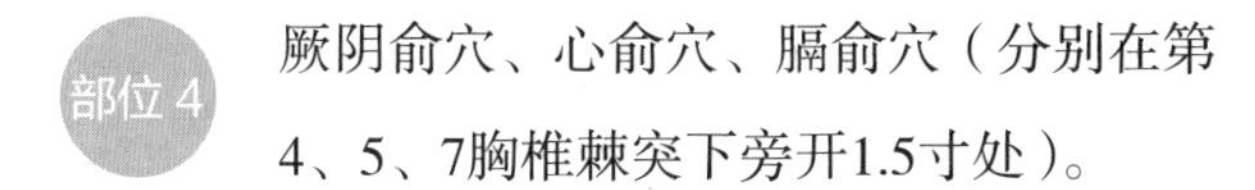

部位4 厥阴俞穴、心俞穴、膈俞穴（分别在第4、5、7胸椎棘突下旁开1.5寸处）。

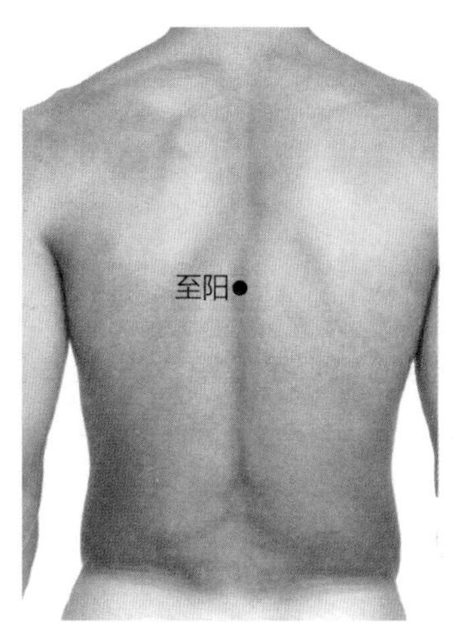

图 3-148 至阳

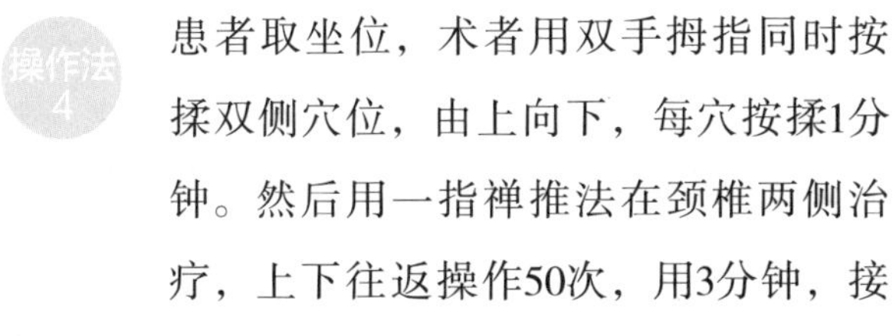

操作法4 患者取坐位，术者用双手拇指同时按揉双侧穴位，由上向下，每穴按揉1分钟。然后用一指禅推法在颈椎两侧治疗，上下往返操作50次，用3分钟，接着用掌揉法在上背部两侧膀胱经，往返治疗50次，用4分钟。

部位5 内关穴、郄门穴、少海穴。（图3-149）

操作法5 术者用一手拇指重点按揉一侧内关或郄门穴，同时另一手拇指端点掐少海穴100～200次，必要时，左右交替进行。操作10分钟。

部位6 上肢内侧极泉穴（在腋窝正中，腋动脉搏动处）。（图3-150）

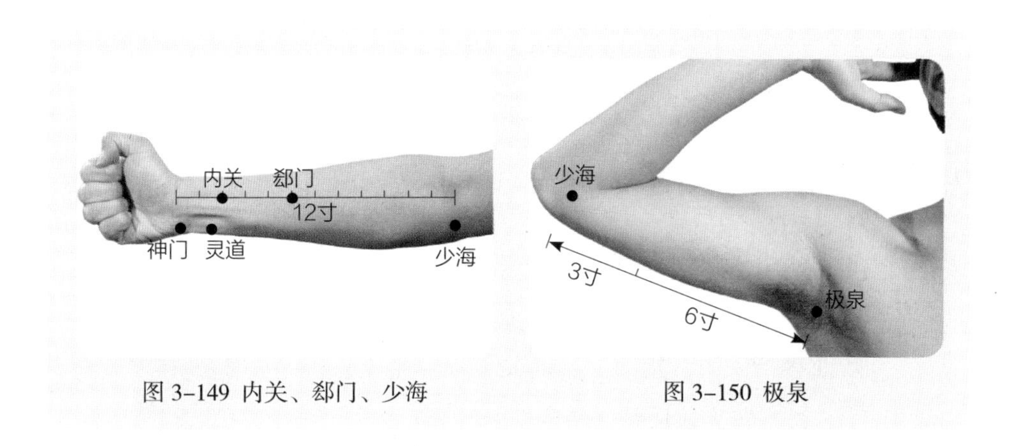

图 3-149 内关、郄门、少海　　图 3-150 极泉

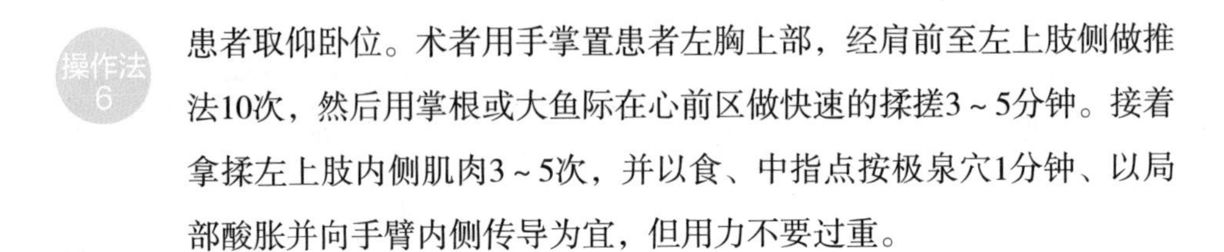

操作法6 患者取仰卧位。术者用手掌置患者左胸上部，经肩前至左上肢侧做推法10次，然后用掌根或大鱼际在心前区做快速的揉搓3～5分钟。接着拿揉左上肢内侧肌肉3～5次，并以食、中指点按极泉穴1分钟、以局部酸胀并向手臂内侧传导为宜，但用力不要过重。

部位7 膻中穴、中脘穴。

操作法7 患者取仰卧位。术者用拇指按揉膻中穴1～3分钟，可同时配合掌摩法。然后用上法按揉中脘穴1分钟，再顺时针摩上腹部3～5分钟。本法适用于胸闷、上腹痛的患者。

2 手部按摩疗法

适用反射区 心肺点、心穴。（图3–151、图3–152）

操作法 用拇指配合食指、中指揉捏心肺点，点揉心穴，每穴5分钟，操作要柔和，只稍用力，还可用红花油做介质。忌用重、刚、猛手法。

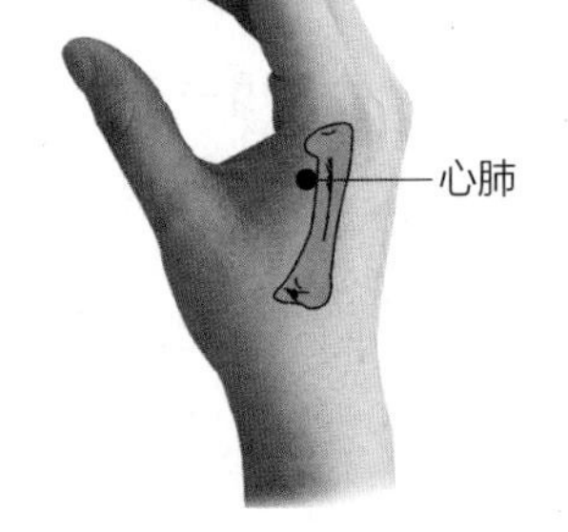

图 3–151 心肺点

3 足部按摩疗法

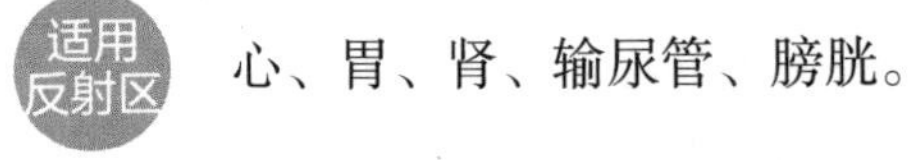

适用反射区 心、胃、肾、输尿管、膀胱。

操作法 患者取半卧位，将脚放在床上。术者先以一手握住患者左脚，另一手半握拳，弯曲食指，用食指第一指间关节顶点施力，按摩肾、输尿管、膀胱反射区3遍。均由脚趾向脚跟方向用力。然后用拇指

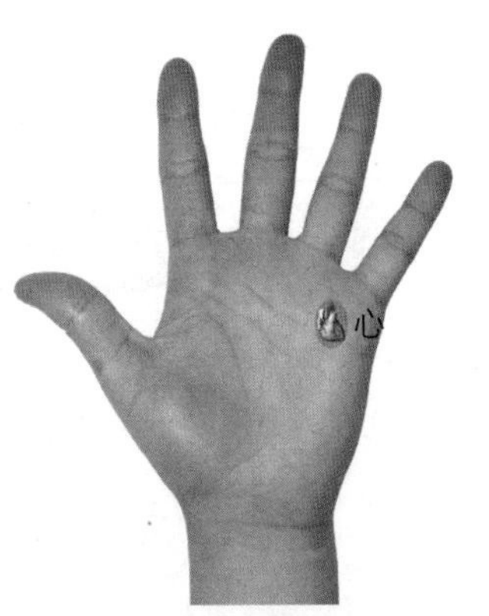

图 3–152 心穴

腹自脚跟向脚趾方向推按，用力由轻到重，按摩8分钟。

胃、垂体、甲状腺、腹腔神经丛、上身淋巴结、下身淋巴结。

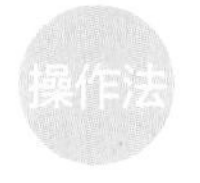

术者用食指屈曲的指间关节按摩胃、垂体、甲状腺、腹腔神经丛反射区，30～50遍。然后用同法定点按摩上身淋巴结、下身淋巴结30遍，用2分钟。（图3-153、图3-154、图3-155）

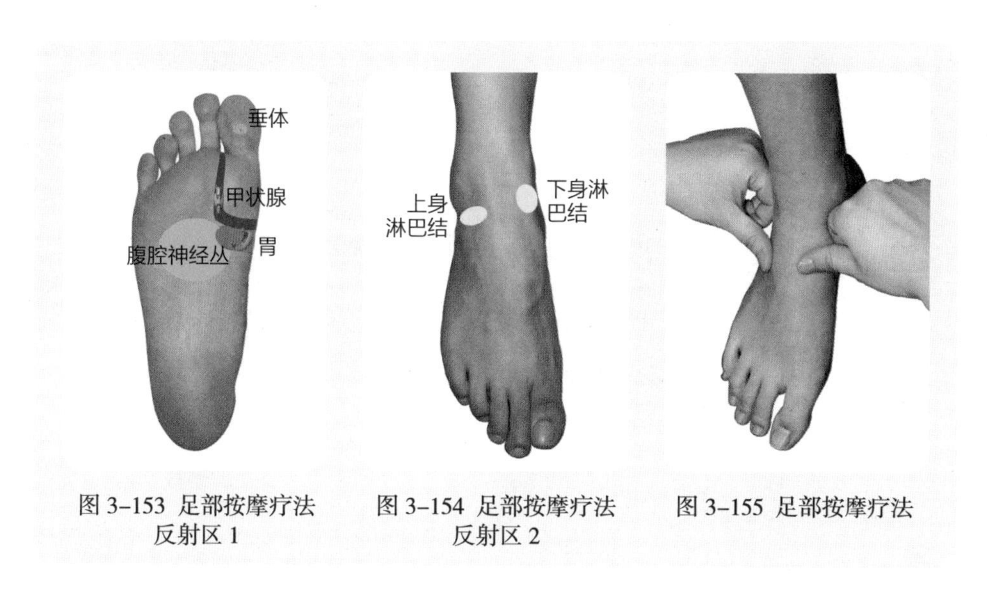

图 3-153 足部按摩疗法反射区 1　　图 3-154 足部按摩疗法反射区 2　　图 3-155 足部按摩疗法

4 灸法

1 艾条温和灸法

部位

厥阴俞穴、心俞穴、关元穴、膻中穴、内关穴。

操作法

患者取坐位或俯卧位。术者将艾条的一端点燃，对准厥阴俞、心俞两穴施灸，使穴位局部有温热感，灸至皮肤潮红，约5分钟。然后令患者改仰卧位，用上法在关元穴、膻中穴、内关穴灸5分钟。

(2) 艾炷隔姜灸

部位 心俞穴、膻中穴、内关穴。

操作法 术者用直径约2厘米，厚约0.2厘米的鲜姜片，上穿数孔，放在穴位上，然后将莲子大的艾炷置于姜片上，点燃顶端，当患者感觉灼烫时，用镊子将艾炷取下，另换1壮，每穴灸5～7壮。

5 拔罐疗法

(1) 留罐法

部位 心俞穴、巨阙穴（在腹正中线，脐上6寸处）、膻中穴。

操作法 患者取仰卧位。术者取直径3厘米的火罐，用闪火法在膻中穴、巨阙穴各拔1罐，留罐10分钟。再令患者改俯卧位，用上法在两侧心俞穴各拔罐10分钟。

(2) 刺络拔罐法

部位 心俞穴。

操作法 患者取俯卧或坐位。术者在心俞穴或其附近寻找压痛敏感点，用常规法对皮肤消毒后，用三棱针在此点处点刺2～3下，取口径3厘米左右的火罐，以闪火法拔罐于穴位上，留罐约10分钟。点刺部位可出少量血，起罐后，用药棉擦净。

6 耳穴按压疗法

部位 主穴：心、神门、交感、胸。配穴：皮质下、肾、肝、小肠、脾、降压沟。（图3-156）

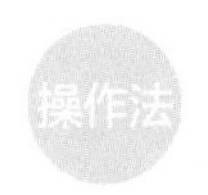

患者取正坐位，将耳暴露于明亮的自然光下。术者先用探棒查寻所选穴位的压痛敏感点4～5个，再将王不留行籽或半粒绿豆置于5平方毫米的胶布上，固定于穴位敏感点上，每穴按揉2分钟，以局部感到疼痛酸胀为宜。也可用拇、食指指腹按揉穴位敏感点，或用指切，以局部略感疼痛为宜。

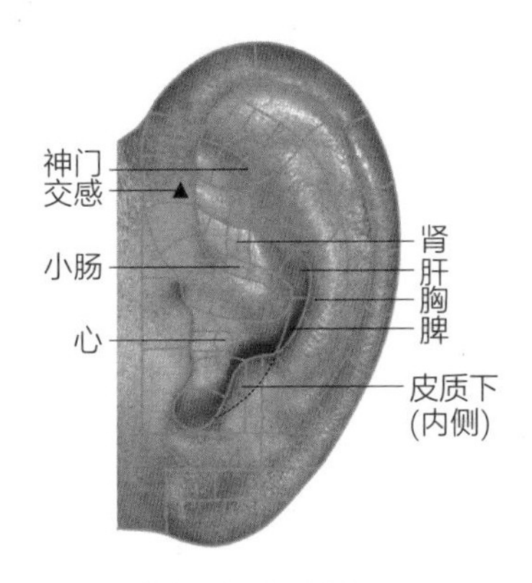

图 3-156 耳穴

对冠心病的患者，平日也可用耳穴自我保健，即用拇、食指按揉耳郭，重点在心、神门、胸部位。要求一松一紧，用力适中、均匀。或用钝头小棒，面对镜子，按照耳穴图按压，触压强度以能耐受为度。

7 橡胶锤疗法

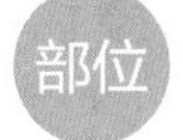

第1～10胸椎两侧旁开1.5寸及3寸处，内关穴、神门穴、膻中穴。

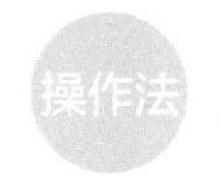

患者取俯卧位。术者持锤弹打第1～10胸椎旁开的两条侧线5分钟，重点弹打有条索及压痛处，用力宜轻，以局部有酸胀感为度。然后让患者改仰卧位，分别弹打内关、神门两穴，并在两穴上下的上肢内侧面沿线弹打，之后弹打膻中穴，共用5分钟，均以局部酸胀感为度。

8 穴位贴敷疗法

(1) 麝香止痛散

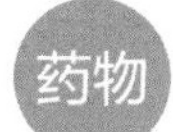

降香、檀香、田七各10克，冰片0.25克，胡椒10克，麝香0.1克。

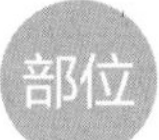

膻中穴、双内关穴、双心俞穴。

操作法 上药共研细末，取药2克，分成5份，用酒调成药饼，贴于穴位上，10分钟后取下。

(2) 硝酸甘油片

药物 硝酸甘油2～3片。

部位 心前区。

操作法 将硝酸甘油用水化后贴于心前区，上盖纱布。用胶布固定，10分钟后取下。

(3) 冠心膏

药物 丹参、川芎、红花、当归、乳香、没药、公丁香、沉香、麝香各适量制成药膏。

部位 膻中穴，心俞穴，虚里穴（在前胸心尖搏动处）。（图3–157）

操作法 将冠心膏贴在穴位上，每次选择两个穴位。10分钟后取下。

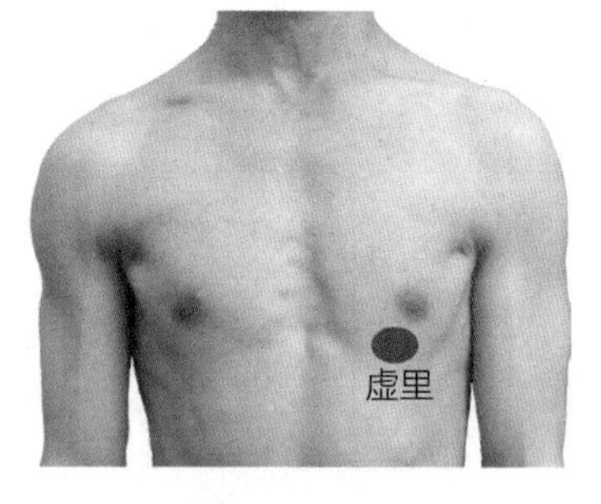

图 3–157 虚里

(4) 栀子桃仁糊

药物 栀子、桃仁各12克，蜂蜜30克。

部位 心尖搏动处。

操作法 将栀子、桃仁共研细末，加蜂蜜30克（或蛋清）调成糊状，将药摊在心前区的心尖搏动处，其面积长约7厘米，宽约15厘米，上盖纱布（或塑料布），用胶布固定。10分钟后取下。

9 药物贴脐疗法

(1) 宁心散

药物 川芎12克、冰片7克、硝酸甘油片10片。

操作法 上方共研细粉。取药粉0.5克，用丹参注射液调成糊状，敷于脐部，上盖纱布，用胶布固定。10分钟后取下。

(2) 冠心糊

药物 山桂浸膏20克、甘草浸膏8克、葛根浸膏10克、白芍270克、厚朴100克。

操作法 上方共研细末，加入鸡矢藤挥发油6毫升，细辛挥发油1毫升，乳香、没药醇液70毫升，冰片5克共混合，阴干。取药粉200毫克，用黄酒调成糊状，放入脐内，上盖纱布，用胶布固定，10分钟后取下。

10 中成药疗法

(1) 复方丹参片

服法 口服每次4片，每日3次。

适应证 胸闷心悸，心痛气短。

(2) 复方丹参注射液

注射方法 肌肉注射，每次1支。

适应证 针刺电击样心痛阵发，或隐隐闷痛绵绵不休。

(3) 冠心苏合丸

服法 口服每次1丸，温开水送服。

适应证 突然胸痛，神昏不清，甚至牙关紧闭。

(4) 冠心丹参片

服法 每次2～3片。

适应证 心痛如绞，痛有定处，伴有胸闷。

(5) 心脉通片

服法 每次4片。

适应证 心前区疼痛，或痛如针刺，心情急躁。

11 气功疗法

姿势 站势头部及躯干正直，两脚分开微呈八字，与肩同宽，重心落在脚掌和脚跟间。两膝微屈，两髋稍内收，下颌内收，悬顶，两眼微闭，或自然平视前方，两唇轻合，舌抵上腭或平放。两手自然下垂。静默片刻后，两手徐徐向两侧分开，同时向前划三个小圆圈，然后与身体成30°～40°角。掌心向下又稍向后，手掌呈弧形，拇指背部朝髋部，食指稍向下，余三指自然分开成弧形，拇、食指分开，距离较大。上述姿势摆好后，令头、颈、肩、肘、腕、指、背、腰、髋、膝、踝、趾各关节顺序放松，意守丹田3分钟。

若冠心病较重，坐立均易感疲劳者，可取高卧位，练功者先将床上的枕头、被褥及其他柔软的衣物等垫成坡形，高约50厘米，或低约30厘米，呈120°角，然后患者仰卧在床上，以舒适为度，两脚自然分开同肩宽，双手放在大腿两侧，手心向下。手臂稍成弧形（注意头部不要太仰，腰部不能悬空，躺着要贴身舒适，两眼微闭，口自然闭合，舌头放平）。

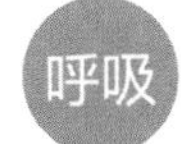

先行自然呼吸，后转为呼长吸短为主，并配合深呼吸练习2分钟。

意守劳宫穴、膻中穴、脐中穴，若气闷、胸痛者可意守内关穴3分钟。功前可做辅助功，擦涌泉穴100次，用2分钟。全功用10分钟。

12 饮食辅助疗法

(1) 蜜饯山楂

用料 生山楂500克，蜂蜜500克。

制法 将山楂洗净，去果柄、果核，放在铝锅中，加水适量，煎至七成熟，水将耗干时，加入蜂蜜500克，再以小火煎熟透，收汁即可。

服法 吃山楂。

(2) 玉米粉粳米粥

用料 玉米粉、粳米适量。

制法 玉米粉加适量水调和，粳米煮沸后，加入玉米粉，同煮为粥。

服法 代粥食用。

Chapter

{ 4 }

第四章

胃痛辨证治疗的 10 分钟缓解术

胃痛是多由寒邪客胃，饮食伤胃，肝气犯胃及脾胃虚弱所致。西医学之急慢性胃炎、胃溃疡、十二指肠溃疡、胃肠功能紊乱等病以上腹部疼痛为主症者，均可参考本章进行治疗。

一、寒邪犯胃证

（一）临床表现

胃脘冷痛暴作，畏寒喜暖，口不渴或喜热饮，得热痛减，纳少便溏。

（二）十分钟缓解术

1 推拿疗法

部位1 胃脘部、中脘穴、气海穴、天枢穴、足三里。

操作法1 患者取仰卧位。术者居其侧，以一指禅推法并配合大鱼际揉法在胃脘部和缓操作3～5分钟，而后循序往下至腹部及小腹部往返操作5～10遍，使胃腹部有温热感。接着用指揉法配合点按法在中脘、天枢、气海、足三里各穴治疗1分钟，用力由轻到重，使穴位局部有明显的酸胀感，时间共约10分钟。

部位2 背部膀胱经、脾俞穴、胃俞穴。

操作法2 患者取俯卧位。术者用一指禅推法，从背部脊柱两旁沿膀胱经顺序而下至腰部止，往返40～50次，用4分钟，之后用较重的点按法在脾俞穴、胃俞穴或附近的压痛点上治疗，每穴治疗2分钟。再用掌擦法在背部膀胱经治疗4分钟，以透热入度。

部位3 肩井穴。

操作法3 患者取坐位。术者立其后，用拇指和其余四指，相对捏拿住肩井部的皮肉，边提捏边揉搓，用力由轻到重，不可突然用力。动作要缓和而又连贯性，使患者肩部产生较强的酸胀感。拿捏10分钟。

部位4 手三里穴（在曲池和阳溪的连线上，曲池下2寸）、合谷穴、内关穴。

操作法4 患者取坐位。术者用点按揉法从肩井循臂肘而下，在手三里、合谷、内关等穴做较强的刺激，反复操作10分钟。然后搓肩臂使经络通畅。

2 灸法

(1) 艾条温和灸法

部位 中脘穴、梁门穴、足三里穴。

操作法 将艾条的一端点燃，对准穴位，距皮肤约2厘米熏灸，灸至皮肤潮红。共灸10分钟。

(2) 艾条雀啄灸法

部位 中脘穴、梁门穴、足三里穴、内关穴。

操作法 将艾条的一端点燃，对准穴位，距皮肤约1厘米熏灸，当患者感觉灼烫时，将艾条移开片刻，然后再如上法施灸，如此时远时近施灸10分钟，灸到皮肤发红为止。

(3) 艾炷隔姜灸

部位 中脘穴、梁门穴、足三里穴、胃俞穴。

操作法 将鲜姜切成直径约2厘米，厚约0.2厘米的薄片，中间用针穿数孔，放在穴位上，上置莲子大艾炷，点燃顶端，当局部感觉灼烫时，用镊子将艾炷取下，另换1炷，每穴灸5～7壮。

3 拔罐疗法

(1) 留罐法

部位 胃俞穴、中脘穴。

操作法 取口径3～4厘米的火罐，用闪火法将罐拔在穴位上，留罐10分钟。

(2) 刺络拔罐法

部位 胃俞穴、中脘穴。

操作法 先用常规法在穴位皮肤上消毒，而后用三棱针在穴上点刺2～3下。紧接着用闪火法将火罐拔在穴位上，留罐10分钟。穴位上少量出血为正常。

4 耳穴按压疗法

部位 胃、交感、神门、三焦、十二指肠（图4–1）。

操作法 患者取正坐位。术者用探棒寻找穴位敏感点2～3个，然后将王不留行籽置于5平方毫米的胶布上，固定于穴位敏感点。用手指按揉3分钟。

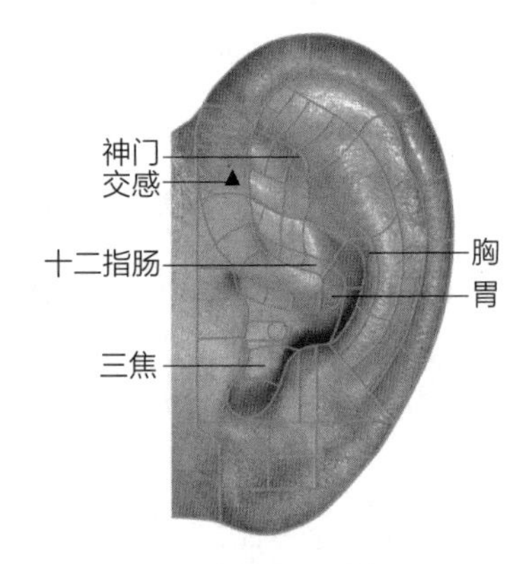

图 4–1 耳穴

5 穴位贴敷疗法

(1) 吴茱萸散（见急性胃炎）。

(2) 胃痛糊（见慢性浅表性胃炎）。

6 穴位贴脐疗法

① 白姜膏（见慢性浅表性胃炎）。

② 吴茱萸膏（见慢性萎缩性胃炎）。

7 饮食辅助疗法

① 姜糖水

用料 生姜、红糖各150克。

制法 将姜捣汁隔水蒸15分钟，再将红糖溶入为膏。

服法 分8次服完。

② 姜枣芝麻

用料 大枣500克、生姜200克（切片）、炒芝麻200克（研成细粉）。

服法 先吃芝麻细粉20克，徐徐咽下，半小时后再热食大枣10个，生姜2片。

二、肝气犯胃型胃痛

（一）临床表现

胃脘胀痛，痛窜两胁，嗳气频作，恼怒后诱发或疼痛加重，胃脘堵闷，嗳气或矢气后疼痛减轻，不思饮食，排便不畅。

（二）10分钟缓解术

1 推拿疗法

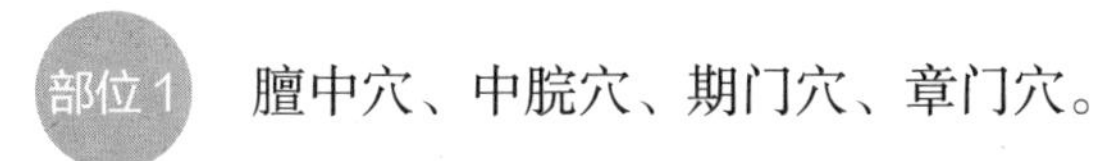

部位1 膻中穴、中脘穴、期门穴、章门穴。

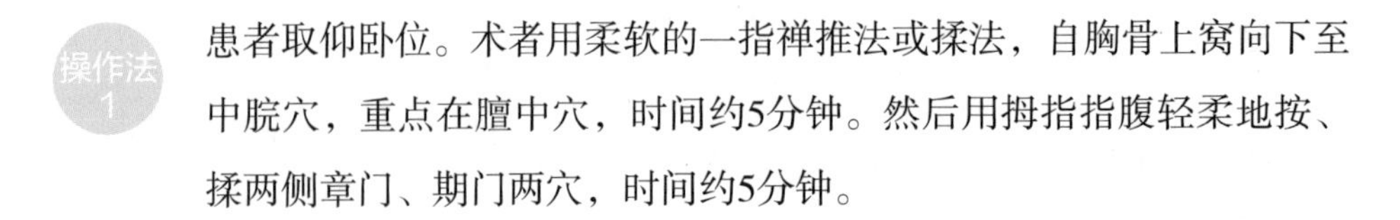

操作法1 患者取仰卧位。术者用柔软的一指禅推法或揉法，自胸骨上窝向下至中脘穴，重点在膻中穴，时间约5分钟。然后用拇指指腹轻柔地按、揉两侧章门、期门两穴，时间约5分钟。

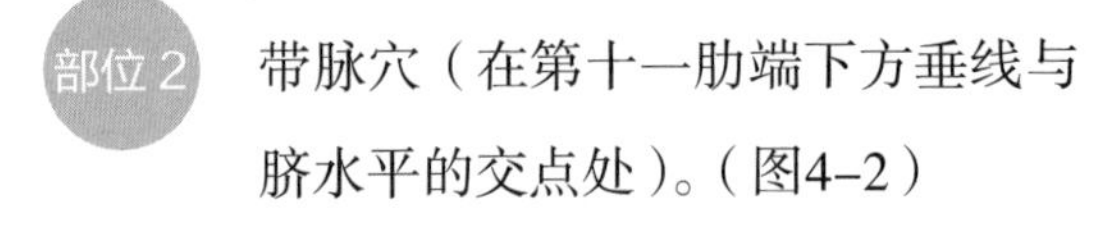

部位2 带脉穴（在第十一肋端下方垂线与脐水平的交点处）。（图4–2）

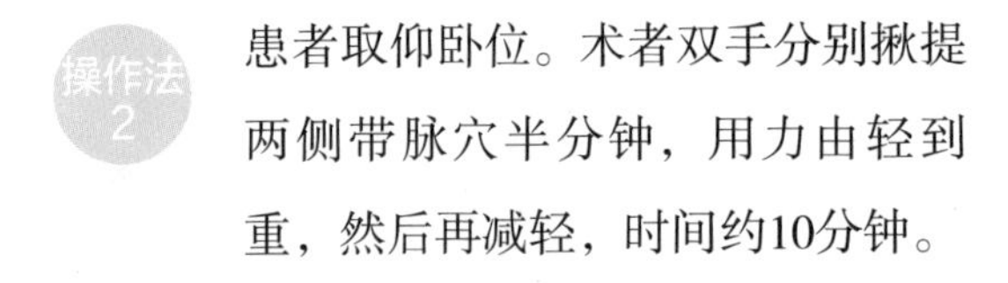

操作法2 患者取仰卧位。术者双手分别揪提两侧带脉穴半分钟，用力由轻到重，然后再减轻，时间约10分钟。

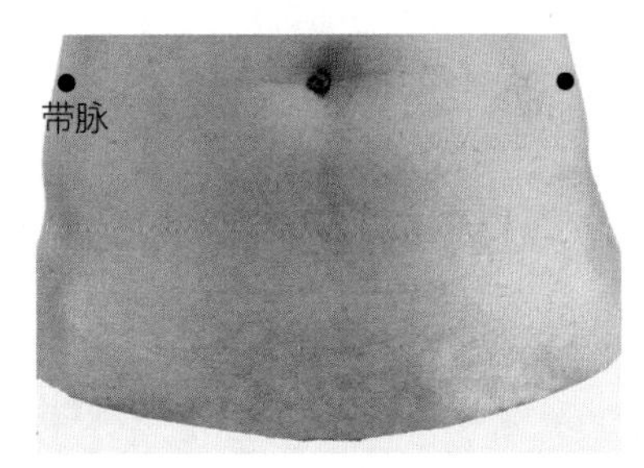

图 4–2 带脉

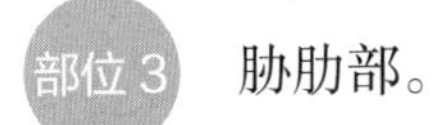

部位3 胁肋部。

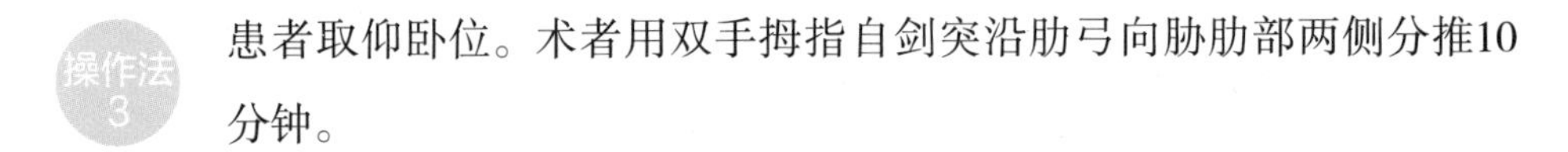

操作法3 患者取仰卧位。术者用双手拇指自剑突沿肋弓向胁肋部两侧分推10分钟。

部位4 内关穴、公孙穴。

操作法4 患者取仰卧位。术者左手拇指点掐患者右手内关穴，同时右手点掐患者左脚公孙穴，然后交替点掐相应穴位，用力由轻到重，然后再减轻，每穴点掐5分钟。

部位5 肝俞穴、胆俞穴、脾俞穴、胃俞穴。

操作法5 患者取俯卧位。术者先在背部脊柱两侧膀胱经顺序而下，用掌揉法按摩3～5遍，然后用较重的手法按揉肝俞、胆俞、脾俞、胃俞各穴1分钟。

部位6 大椎穴、膻中穴。

操作法6 患者取坐位。术者以一手中指点膻中穴，同时另一手点大椎穴，用力由轻到重，时间约10分钟。

2 刺络拔罐法

部位 中脘穴、胃俞穴。

操作法 患者取俯卧位。术者在用常规法给穴位皮肤消毒后，先用三棱针在胃俞穴或其附近压痛点上点刺2～3下，然后取口径3～4厘米的火罐，用闪火法将火罐拔在点刺部位上，留罐10分钟。然后令患者改仰卧位，用上法在中脘穴上拔罐，也留罐10分钟。

3 耳穴按压疗法

部位 胃、神门、交感、肝、食管。（图4–3）

操作法 患者取正坐位。术者将患者耳部暴露于明亮的阳光下，先用探棒探查所选穴位的压痛敏感点，将王不留行籽贴于胶布上，固定在穴位上。按揉各穴、共10分钟。

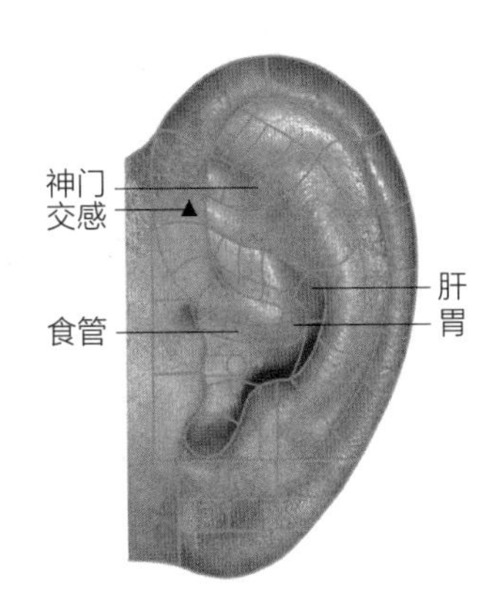

图4–3 耳穴

4 饮食辅助疗法

(1) 川椒乌梅饮

用料 川椒6克（久煮），干姜、乌梅、海参、苦菜各10克。

制法 川椒久煮，再入其他用料共煮40分钟。

服法 趁热饮汁。

(2) 荔枝核姜枣饮

用料 荔枝核、干姜、高良姜各10克，大枣5枚。

制法 上料共煮30分钟。

服法 去渣饮汁。

三、食滞胃脘型胃痛

（一）临床表现

胃痛拒按，脘腹饱胀，嗳腐酸臭，有暴饮暴食史，恶心欲吐，吐后症减，大便臭秽。

（二）10分钟缓解术

1 推拿疗法

部位1 腹部。

操作法 患者取仰卧位。术者以一手掌平贴于患者上腹部，顺时针方向旋转摩动5分钟。然后双手交叉重叠，以小鱼际及掌根部着于剑突下，循胃之钩形推而运之，反复操作5分钟，本法在操作过程中，重在掌缘的推旋运转，但不可双掌压实。

部位2 中脘穴、下脘穴、天枢穴。

操作法 患者取仰卧位。术者用手拇指点按中脘穴、下脘穴各半分钟，然后用中指点按天枢穴，并稍用力按揉2分钟，至局部酸胀并有肠鸣音出现为佳，再摩腹7分钟。

部位3 支沟穴、足三里穴。

操作法 患者取仰卧位。术者用拇指点揉双侧支沟穴5分钟，用力由轻到重，以局部有酸胀感为度。然后用上法点揉足三里穴，使局部有明显的酸胀感，并向足踝部传导，时间5分钟。

部位4 脾俞穴、胃俞穴、大肠俞穴、八髎穴。

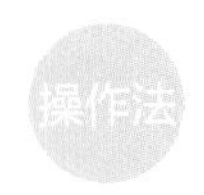

患者取俯卧位，术者用手掌根按揉以上各穴，使局部产生较强的酸胀感，按摩10分钟。

2 拔罐疗法

部位 下脘穴、胃俞穴。

操作法 患者取仰卧位。术者用常规法在穴位皮肤上消毒后，先用三棱针在患者下脘穴点刺2～3下，然后取口径约3厘米的火罐，以闪火法将火罐拔在点刺部位上，留罐10分钟，出少量血为正常。令患者改俯卧位，用上法在胃俞穴拔罐，留罐10分钟，出少量血为正常。

3 耳穴按压疗法

部位 胃、小肠、大肠、神门、交感。（图4–4）

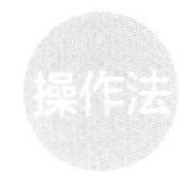

患者取正坐位。将耳暴露于明亮的自然光下。术者用探棒探寻所选穴位处有无压痛敏感点，然后将王不留行籽贴于胶布上，固定在穴位上并按揉10分钟。

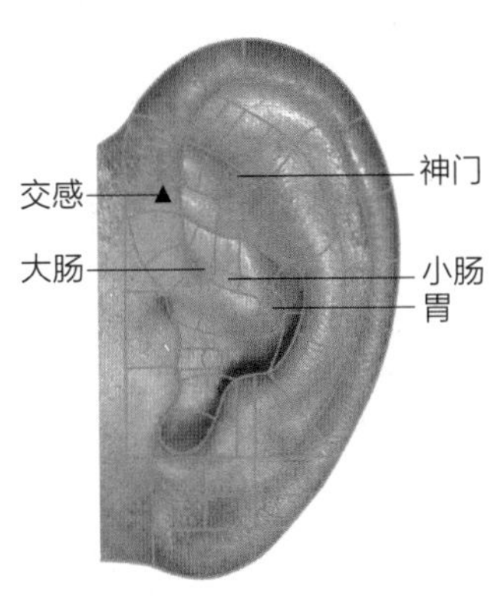

图4–4 耳穴

4 饮食辅助疗法

(1) 锅巴汤

用科 锅巴100克、陈皮9克、鸡内金9克。

制法 上料共煮。

服法 去渣饮汁。

(2) 山楂萝卜煎

用料 山楂15克、萝卜9克。

制法 上料共入锅，加水煮。

服法 去渣饮汁。

③ *麦芽神曲汤*

用料 麦芽、六神曲各12～15克。

制法 水煎。

服法 去渣饮汁。

四、脾胃虚寒型的胃痛

（一）临床表现

胃脘隐痛，绵绵不断，喜暖恶寒，按之痛减，泛吐清水，食少神疲，手足欠温，大便溏薄。

（二）10分钟缓解术

1 自我按摩法

部位1 腹部。

操作法1 患者取仰卧位，放松腹部。手掌置于腹部，顺时针及逆时针方向各抚摩100次，可双手交替进行，以腹内有温热感为宜。时间为2分钟。

部位2 中脘穴、关元穴。

操作法2 患者取仰卧位。用双手的食指、中指、无名指同时点按中脘穴、关元，缓慢用力下压，至腹内有闷胀感时，持续按压1分钟，然后缓慢抬手，会有热流传至胃腑的感觉。

部位3 内关穴、足三里穴、三阴交穴。

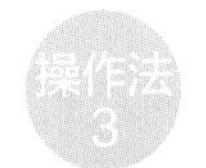

患者取坐位。用拇指分别点按以上各穴1分钟，以局部有酸胀感为度。

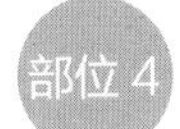

脾俞穴、胃俞穴、三焦俞穴、肾俞穴。

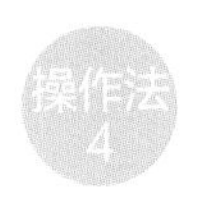

患者取坐位或站位。双手掌紧贴于背部的脾俞穴、胃俞穴、三焦俞穴、肾俞穴各穴位上，并按揉4分钟。然后用手掌横擦以上各穴及整个腰骶部，以透热为度。

2 推拿疗法

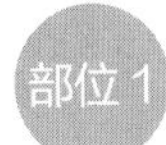

中脘穴、气海穴、天枢穴、关元穴。

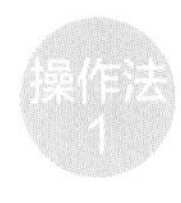

患者取仰卧位，术者用轻柔的按揉法在以上各穴治疗，每穴约2分钟，在气海穴治疗时间适当延长。然后用手掌紧贴患者腹部，顺时针方向旋转揉摩，使热感渗透于胃腑。时间约2分钟。

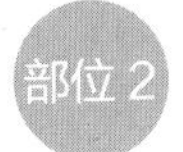

背部。

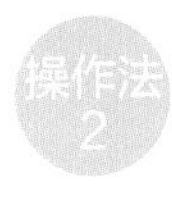

患者取俯卧位。术者用双手的拇指、食指及中指提捏起腰骶部皮肉，沿脊柱由下向上均匀和缓的向前推移，随推、随捏、随放、随捻，动作要连贯，当行至脾俞穴、胃俞穴部位时，将该部位的皮肉，向后上方用力牵拉2~3下，然后继续如前法捏至大椎穴附近。反复操作10分钟。

背部第7~12胸椎之间，肾俞穴、命门穴。

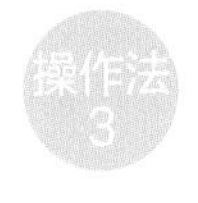

患者取俯卧位。术者用手掌紧贴在患者背部，先沿脊柱由上至下直擦30~50遍，然后用大鱼际或掌根横擦左侧背部第7~12胸椎之间的部位及腰部的肾俞穴与命门穴，以透热为度。共10分钟。

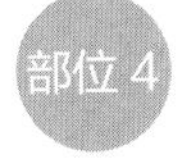

内关穴、足三里穴、三阴交穴。

操作法4 用拇指点揉以上各穴位，以局部有酸胀感为度。每穴点揉2分钟。再摩腹4分钟。

3 灸法

(1) 艾条温和灸法

部位 脾俞穴、胃俞穴、肾俞穴、中脘穴、关元穴、足三里穴。

操作法 将艾条的一端点燃，对准穴位，距穴位皮肤2～3厘米熏灸，局部有温热感而不灼烫，灸至皮肤发红，约10分钟。以上穴位可同时施灸，也可分次施灸。

(2) 艾炷隔姜灸法

部位 脾俞穴、胃俞穴，中脘穴。

操作法 将鲜姜切成直径约2厘米，厚约0.2厘米的薄片，放在穴位上，然后上置莲子大艾炷。点燃艾炷顶端，当局部感觉灼烫时，用镊子将艾炷取下，另换1炷，每穴灸5～7壮。

(3) 温盒灸法

部位 神阙穴（即肚脐）。

操作法 取厚约0.5厘米的木板，制成长约15厘米、宽约10厘米、高8厘米的长方形无底木盒，在盒内中下部（距底边约3～4厘米处）安置铁纱网，上面做一个可随时取下的盖子，将1～3段5厘米的艾段点燃后放在温灸盒的铁纱网上面，将温灸盒放在神阙穴上，施灸，直至艾条燃尽。时间约10分钟。

4 闪罐法

部位 脾俞穴、胃俞穴、肾俞穴。

操作法 患者取俯卧位。术者取口径3～4厘米的火罐，用闪火法使罐吸附于穴位上，并随即取下，反复操作10～20次，然后留罐10分钟。

5 耳穴按压疗法

部位 胃、大肠、小肠、脾、肾、交感、神门。（图4–5）

操作法 患者取正坐位。术者在所选穴位处寻找压痛敏感点，然后将王不留行籽贴于胶布上，然后将其固定在穴位上，并按揉10分钟。也可用拇、食指指腹按揉穴位。

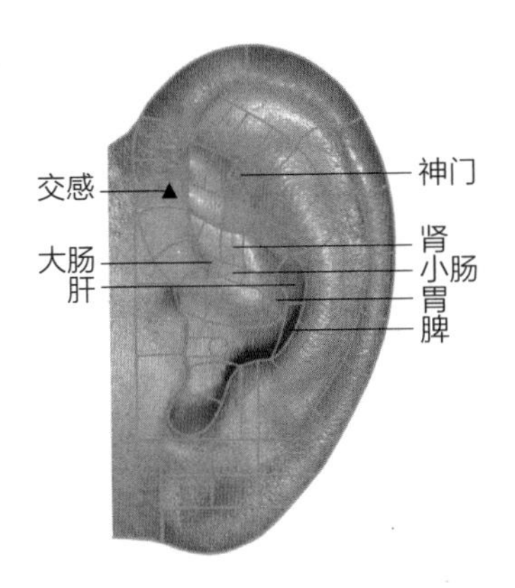

图 4–5 耳穴

6 饮食辅助疗法

(1) 海参汤

用料 白胡椒10克、干姜15克、海参10克。

制法 先将胡椒久煮，再入干姜，海参共煮。

服法 趁热喝汤吃海参。

(2) 胡椒酒

用料 胡椒7粒、酒适量。

制法 将胡椒研末。

服法 热酒冲服胡椒末，立即取效。

Appendix

附录

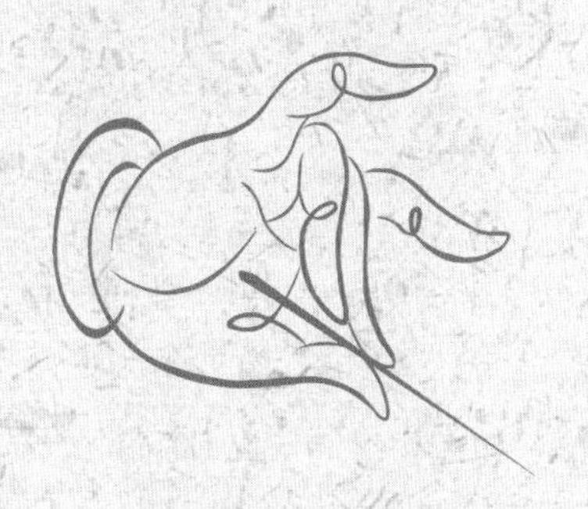

附录 足底反射区示意图

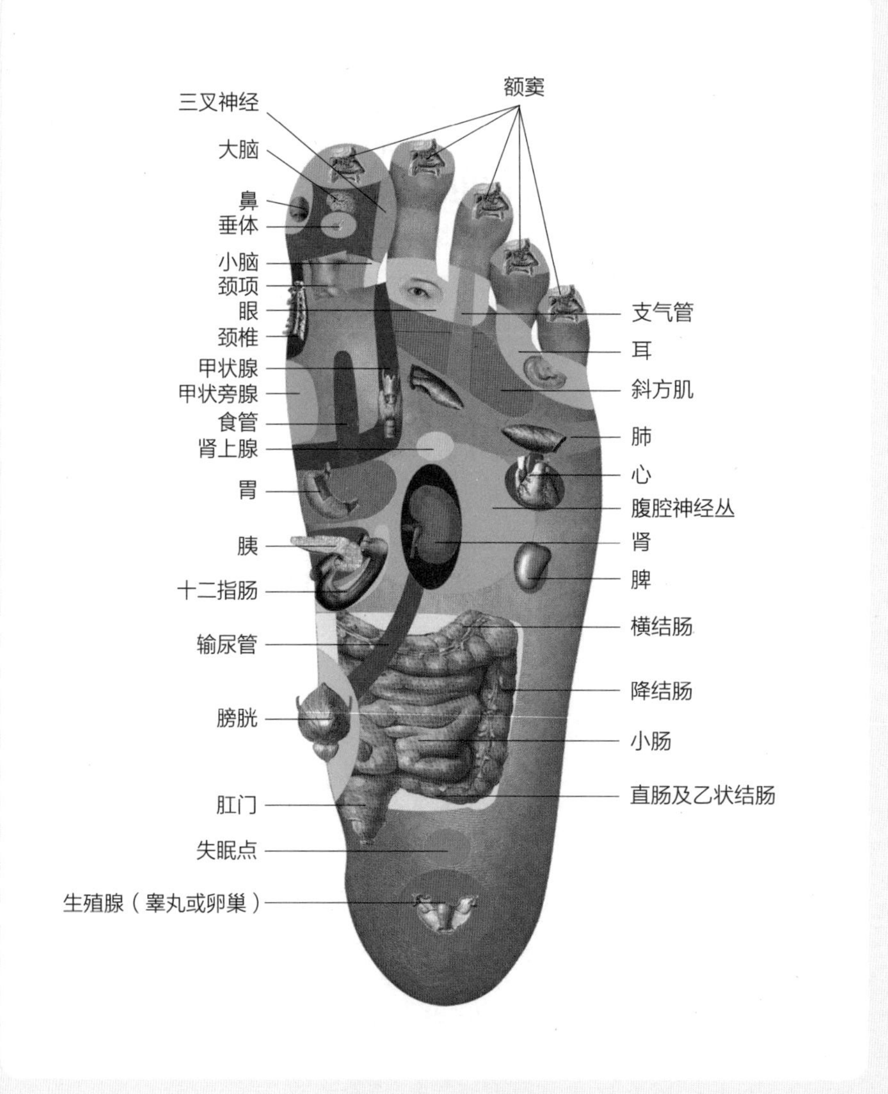

图附录-1 左足底反射区

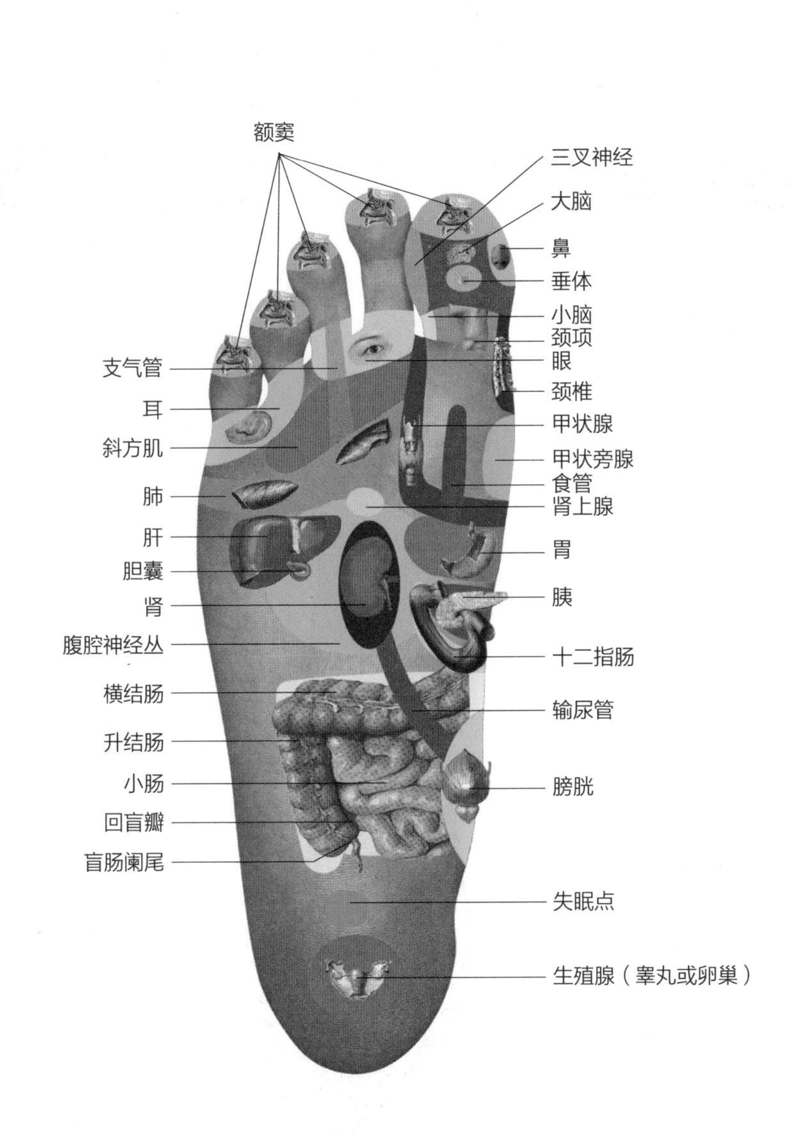
额窦
三叉神经
大脑
鼻
垂体
小脑
颈项
眼
颈椎
甲状腺
甲状旁腺
食管
肾上腺
胃
胰
十二指肠
输尿管
膀胱
失眠点
生殖腺（睾丸或卵巢）
支气管
耳
斜方肌
肺
肝
胆囊
肾
腹腔神经丛
横结肠
升结肠
小肠
回盲瓣
盲肠阑尾

图附录-2 右足底反射区

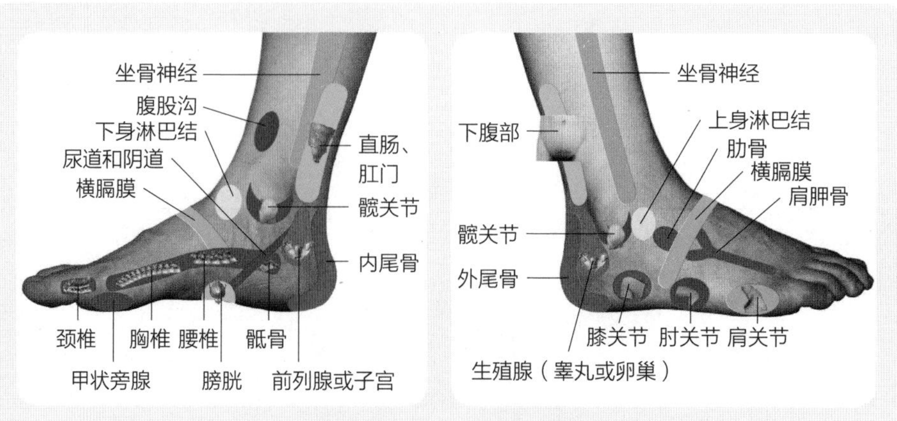

图附录-3 足内侧反射区

图附录-4 足外侧反射区

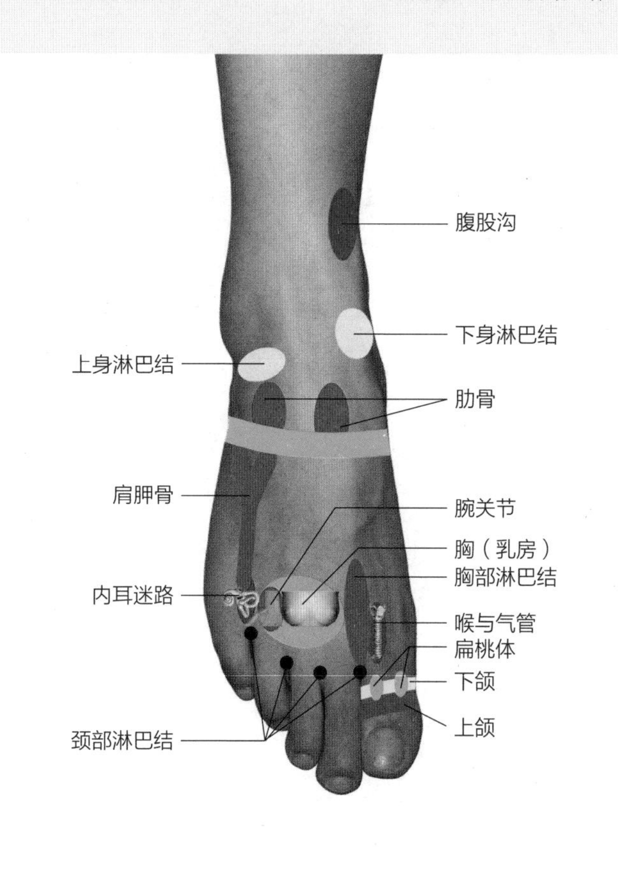

图附录-5 足背反射区